医学・医療用語
ハンドブック

日本医療福祉実務教育協会　編

建帛社
KENPAKUSHA

はしがき

　21世紀に入って予測を上回る速さで超少子・高齢化が進み，国民の社会ニーズは多様化・複雑化している。現状の変化に対応し将来に備えるため，厚生行政は制度改革や新しい政策を立案するなど，その対応に追われている。また，病院等の医療機関は，老人保健施設，特別養護老人ホームなどの介護施設を併設し，さらに健康増進施設へと拡充させるなど，福祉・健康分野をも取り込む広範囲な事業展開も見られるようになった。

　このように，日々進歩を遂げている医療現場においては，医療分野と福祉分野の用語を理解している人材が求められている。医療に携わるさまざまな分野の人間が一つの用語を同じ意味合いでとらえることによって，コミュニケーションや業務がスムーズになるだけでなく，医療の精度が上がることも期待できる。

　日本医療福祉実務教育協会は，医療秘書実務士，介護保険実務士および，診療情報管理実務士の資格を志望する学生に専門の教科書とあわせて活用できる必携の用語集の必要性を認め，卒業後も携帯し，確かな用語知識で間違いのない実務遂行に役立つことを願い，本書を，協会の第4冊目の出版物として企画・編集した。

　本書は医療福祉教育を学ぶ学生のほか，医療・福祉分野に従事している者を対象とし，医学・医療・福祉と幅広い分野の用語の検索が容易で，内容が理解しやすく，携帯できるハンドブックである。

　編集に当たっては，次の点に配慮した。
① 　用語は使用頻度の高い重要用語1,400語を選び，五十音配列とした。
② 　人体解剖図を掲載して各部の名称を記した。
③ 　医療現場で役立つよう，医療英語，難読漢字，薬と薬効，医療分野で使用される単位，特定疾患一覧などを表にまとめた。

　以上編著者の趣旨をご理解いただき，多くの方々が本書を座右に置かれ，または携帯され，折にふれて活用されることを切に願っている。

本書を用いご指導される諸先生および読者からの情報を頂き，時代に相応したより良いハンドブックに育てていきたい。

　最後に，本書の刊行に当たり，用語のご校閲をいただいた日本医科大学の天神敏博先生，および出版の労をおとりいただいた建帛社社長筑紫恒男氏，編集担当の諸氏に厚くお礼申し上げます。

　　2005年10月

編著者一同

用語選定の基準と凡例

◇用語選定の基準について◇

　本書は医療秘書実務士，介護保険実務士，診療情報管理実務士等を目指す学生の学力向上の一助となるよう，また医療，福祉機関等の実務者の日常の業務に役立つよう編集した。

＜医療用語＞

　複数の医療用語集に掲載されていて，なおかつ現在医療現場で頻繁に使われている用語約1,400語を精選した。

＜人体解剖図＞

　人体を11の器官系統と5つの主要部位に分けて図示し，各部の名称には読み仮名を入れた。

＜医療英語＞

　医療現場でよく使用されている医療英語を選び，実際に外国人患者に応対する際にも使用できるように，なるべく実際の発音に近い読み仮名を示した。

　医療英語で知っておくべき接頭語，接尾語を多く取り入れた。また，接頭・接尾語がついている医療英語の意味を推測できるように配慮した。

＜薬と薬効＞

　医師が処方し，薬局で調剤される主な薬（医薬品）を示した。実際に処方された医薬品を理解しやすいように，商品名で示し，その一般名と薬効も示した。

＜難読漢字＞

　医療現場ではよく使われているが，一般には読みにくい漢字を選んで掲載した。また旧字体とともに，一般的に使われている略字体も参考に併記した。

◇凡　例◇

＜医療用語＞

医療用語は和語を五十音順に，欧文は和語の後にアルファベット順で記載した。

【　】内は読み仮名を表す。ひらがな，カタカナは省略した。

各用語がどの分野の言葉・用語かを下記のようなマークで示した。

|解|：解剖　|生|：生理学・生化学　|病|：疾病　|症|：症状

|検|：検査　|治|：治療　|処|：処置　|般|：一般

|公費|：公費負担医療　|法|：医療保険各法（健康保険法など）・介護保険法・医療法・雇用保険法・所得税法・民法・麻薬及び向精神薬取締法・薬事法

- （　）は，略語，言い換え，読み仮名，付記・補足を表す。
- 〔　〕は，省略してもよい語を表す。
- →は参照すべき項目を表す。
- ＝は同義語を表す。
- ⇔は反対語を表す。

＜医療英語＞

アルファベット順に並べ，略語は（　）内に示した。

日本語訳における|頭|はその語が接頭語であることを示し，|尾|は同じく接尾語を表す。

＜薬と薬効＞

数字がついているもの，欧文，日本語の五十音順で示した。

＊は同じ医薬品でジェネリック医薬品（一般名は同じ医薬品であるが後発売で，メーカー，剤形，商品名等が異なる医薬品。後発医薬品ともいう）のあるものを表す。

＜難読漢字＞

1字目の画数順（少ないものから多い方へ）に並べた。

同じ画数の字の順番は部首の画数順とした。

注：艸（艹：くさかんむり）　　3画に入れた。
　　肉（月：にくづき）　　　　4画に入れた。

医療用語

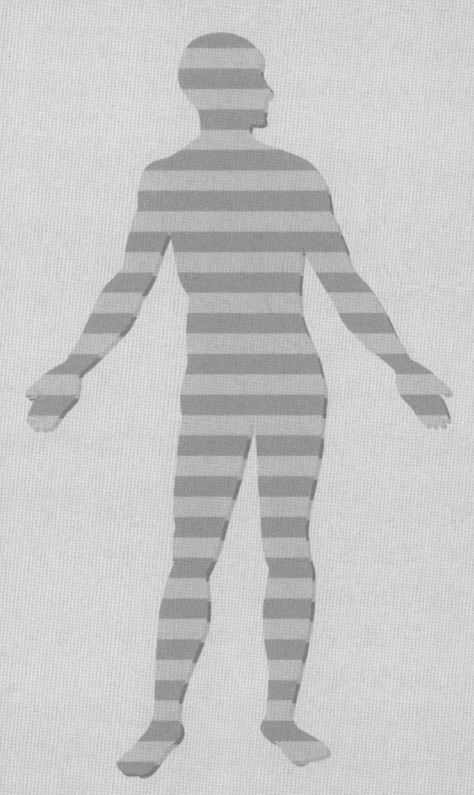

【あ】

アーチファクト 検 疑似画像，偽像。患者の動揺，システムの不良などから起こる。

Rho（D）式血液型【——しきけつえきがた】 検 血液型の一つ。免疫学的検査。抗原性の強いのが Rho（D）である。Rh（＋）・Rh（－）と呼ぶ。日本人の Rh（－）の出現頻度は約0.5%である。D陰性の母親がD陽性型の胎児を妊娠すると新生児溶血性疾患を発症することが多い。D陰性に陽性の血液を輸血すれば，抗D免疫同種抗体が産生されることが多く，再度D陽性血を輸血すると溶血性輸血副作用を生じる。

アイソトープ 検 同位元素。原子番号が同じで，中性子の数が異なる原子または原子核。

アウエルバッハ神経叢【——しんけいそう】 解 消化管の内輪走筋と外縦走筋の間にある自律神経線維網と神経節細胞群のことで，平滑筋運動を支配し，消化管の蠕動運動を起こす。

アキレス腱【——けん】 解 足首の背側にあり，腓腹筋とヒラメ筋を踵骨に結びつける腱のこと。アキレス腱は人体中最も大きい腱である。→ p. 129，図4

アキレス腱断裂【——けんだんれつ】 病 足関節を急に伸ばすことにより，腱が断裂すること。30～40歳代でスポーツをしている時に起こることが多い。ギプスによる固定や手術療法がある。

悪性新生物【あくせいしんせいぶつ】 般 悪性腫瘍・癌のこと。自己（宿主）の組織に由来するが，非可逆的に増殖する細胞群で増殖が止まらず，周辺に浸潤または他所に転移して，宿主の組織を障害・消耗させ，ついには死に至らしめる腫瘍（細胞群）。

悪性貧血【あくせいひんけつ】 病 ビタミン B_{12} や葉酸の欠乏によって引き起こされる貧血の1つで，偏食，胃全摘手術後，アルコール依存症などが原因となる。

悪性リンパ腫【あくせい——しゅ】 病 リンパ系細胞の腫瘍で，ホジキン病と非ホジキンリンパ腫がある。化学療法，放射線療法，手術療法，細胞移植などが治療として行われている。

アシドーシス 症 血液の水素イオン濃度(pH)が7.35以下に低下した状態。腎臓(代謝)や肺（呼吸）による体液の酸性側への酸・塩基調節の異常で起こる。中枢神経が抑制され，錯乱から昏睡状態になり死に至ることがある。

亜硝酸塩【あしょうさんえん】 検 尿検査。早朝第一尿か膀胱に4時間以上停留した尿を採取する。亜硝酸塩は，尿中に排泄された硝酸塩が細菌により還元され生じたもの。感染の有無を調べる。

アスパラギン酸アミノトランスフェラーゼ【——さん——】 検 → AST

アセチルコリン 生 神経の末端から筋細胞に刺激を伝達する物質がアセチルコリンで

ある。

圧縮処理【あっしゅくしょり】 検　膨大な画像データ量を保存や伝達のためにデータ量を減らすための処理。復元可能な可逆圧縮と不可能な非可逆圧縮がある。

アデノイド 病　咽頭扁桃腺の肥大症。肥大すると口呼吸，いびき，睡眠時無呼吸などの原因となる。単純肥大や小児期の無症状肥大の場合は治療しなくてもよい。

アデノシンデアミナーゼ（ADA） 検　生化学検査。採血による。プリン代謝系の酵素。リンパ組織の分化や成熟過程に関連し，脾臓，肝臓，腎臓，リンパ節などに広く分布する。急性肝炎，肝硬変，肝癌，白血病，サルコイドーシス，AIDSで高値を示す。

アトピー性皮膚炎【——せいひふえん】 病　症状が出たり消えたりしながら慢性的に湿疹ができる病気で，気管支喘息，アレルギー性鼻炎，結膜炎に罹患したことがある人に多い。

アドレナリン（AD） 検　＝エピネフリン。アドレナリンは，ホルモンの一種で，ノルアドレナリンの前駆物質としてのみならず，交感神経を興奮させる状態を起こさせる作用がある。心臓の働きを促進し，血糖値を上昇させる作用，血管を収縮させて血圧を上昇させる作用もある。褐色細胞腫，神経芽細胞腫の診断に用いられる。

アナフィラキシーショック 病　薬物などを投与してから30分以内に現れる脱力感などの全身症状，蕁麻疹（じんましん），悪心，呼吸困難，血圧低下，意識障害，呼吸不全などの症状を伴う状態をいう。

アナムネ 般　＝アナムネーゼ，既往歴。病歴のこと。現在の病気のはじまりとその経過，過去にかかった病気，血縁者や家族の健康状態やかかった病気，これまでの生活の状態など（現病歴，既往歴，家族歴，生活歴など）の記録。または患者から診察前に病歴について問診すること。

アナムネーゼ 般　→アナムネ

アポクリン腺【——せん】 解　ヒトの2大汗腺の1つで，腋窩部，外耳道，外陰部など特定の部位にあり，タンパク質を含む分泌物は細菌が付着し，分解され独特の体臭のもととなる。

アミノ酸分析11分画【——さんぶんせきじゅういちぶんかく】 検　生化学検査。空腹時採血による。41項目の総アミノ酸のうち，短時間で測定できる11項目を分離，定量する検査。炎症の有無を調べる。

アミラーゼ（Amy/AMY） 検　生化学検査。採血による。アミラーゼは，でんぷん，グリコーゲンなどの多糖類を加水分解する酵素である。増加の場合は膵疾患を疑う。

アミロイドーシス 病　免疫グロブリンや血清アミロイドトランスサイレチンといったアミロイド前駆物質が何らかの原因でアミロイド細線維となり，臓器に障害を起こ

す病気。厚生労働省の特定疾患に指定されている。

アラニンアミノトランスフェラーゼ 検 → ALT

アルカリフォスファターゼ（ALP） 検 生化学検査。採血による。閉塞性黄疸や肝内胆汁うっ滞などの肝疾患の指標となる。

アルカローシス 症 血液の水素イオン濃度(pH)が7.45以上に上昇した状態。腎臓（代謝）や肺（呼吸）による体液のアルカリ側への酸・塩基調節の異常で起こる。神経系が異常に興奮するため，痙攣(けいれん)などを起こす。

アルコール依存症【――いぞんしょう】 病 飲酒に対するコントロールができないことが原因で起こる。専門的な治療が必要で，治療により回復することが可能。そのためには酒を断つことが必要で，それが治療の中心となる。

アルコール性肝障害【――せいかんしょうがい】 病 過剰な飲酒により引き起こされる肝障害で，慢性的に多量の飲酒を続ける人に多い。禁酒後は肝障害が改善される場合が多い。

アルツハイマー病【――びょう】 病 脳が徐々に萎縮していき，知能・身体の機能が衰える。認知症の原因となる。介護保険の特定疾病となる。

アルドステロン（ALD） 検 内分泌学的検査。ミネラルコルチコイドで，副腎皮質球状帯から分泌されるステロイドホルモンである。腎臓の尿細管に働き，血液中のNaイオンやKイオンなどを一定に調整する，生命の維持に欠かせない重要なホルモンである。異常値は，アルドステロン症，Addison病，カリウム欠乏などを示す。

アルドラーゼ（ALD/Ald） 検 生化学検査。採血による。嫌気性解糖系酵素。急性心筋梗塞時に高値を示す。

アルトログラフィ 検 関節腔造影検査。膝や肘の関節腔に造影剤や空気を注入し撮影する方法。

アルブミン 生 血液中のタンパク質の約60％を占める。このタンパク質はホルモン・ビタミンなどと結合して，体のすみずみまで運ぶ働きをする。また，血液の浸透圧を調整する働きもある。

アルブミン/グロブリン比（A/G比）【――ひ】 検 生化学検査。血漿タンパク質における，アルブミンとグロブリンの濃度比。

アンギオグラフィー 検 血管造影撮影。血管内に造影剤を注入して，連続的にX線撮影して血管の形態や，血行動態を観察する方法。静脈造影法(VG)と，動脈造影法(AG)に分かれる。

鞍関節【あん（くら）かんせつ】 解 関節が馬の鞍(くら)のような形をして，2つの関節が向き合ってできる関節で，親指のつけねの関節のように二軸運動を行う。

アンドロゲン 生　精巣や副腎皮質で産生・分泌されるステロイドホルモンである。男性の二次性徴を発現させる作用がある。

アンモニア（NH_3）検　生化学検査。安静，空腹時採血による。アミノ酸の代謝産物の1つである。肝臓，腸管，腎臓で産生される。タンパク代謝過程でアミノ酸から脱アミノされ生成されるものと，腸内細菌のウレアーゼ作用によって窒素化合物から生成されるものがあり，肝臓内で尿素サイクルによって尿素に合成され尿に排泄される。肝性昏睡，肝不全，劇症肝炎，肝硬変末期，出血性ショックで高値を示す。

【い】

胃【い】解　消化管の1つ。袋状で，上は噴門で食道に，下は幽門で十二指腸につらなる。胃底・胃体・幽門部の3つに分かれ，胃液を分泌して食物を消化する臓器。位置は腹腔内の横隔膜直下で正中線より少し左よりにある。→ p. 133，134，図8，11

EBウイルス抗体【いーびー——こうたい】検　ウイルス感染症検査。採血による。エプスタイン-バー (Epstein-Barr) ウイルス (EBV) は，アフリカの小児に多いBurkittリンパ腫の培養中に検出された。健常者の80〜90%がEBV抗体をもっている。

委員会（病院）【いいんかい（びょういん）】法　病院の主な委員会活動には，院内感染防止対策委員会，医療安全管理委員会，褥瘡（床ずれ）予防対策委員会などのほかに，医療ガス安全委員会，輸血療法委員会，給食委員会，などがあるが，これら委員会は基本的には，各部署の代表者により編成される。

胃液【いえき】生　胃液は胃壁から分泌される無色・無臭・強酸性の消化液である．壁細胞から塩酸，主細胞からペプシン（タンパク質分解酵素）および胃壁を守る粘液の3つで構成されている。胃液は1日平均1,500 ml分泌される。

胃カメラ【い——】検　胃の検査に用いるファイバースコープ。

胃癌【いがん】病　胃にできる悪性腫瘍で，検診体制の整備とともに死亡率が低下してきたが，病気にかかる率や死亡率は依然高い。

易感染性患者【いかんせんせいかんじゃ】般　＝コンプロマイズドホスト。免疫力・免疫機能が低下して，種々の細菌やウイルスによる伝染性の疾患を起こしやすい患者をいう。

閾値【いきち】解 生　神経細胞(ニューロン)は，刺激によって興奮して，活動電位を発生し，刺激を伝える働きをする。刺激が少ないうちは活動電位を発生しないが，ある一定の値を越えると自動的に発生する。この活動電位を発生する刺激量を閾値と呼ぶ。例えば，首はほんの少しつねっても痛いが，臀部は少し強くつねっても痛くない。これについて，痛みに対して首の閾値は小さく，臀部の閾値は大きいという。

医業広告【いぎょうこうこく】[法] 医業，病院または診療所に関しては，文書その他いかなる方法によるかを問わず，何人も一定の事項（例　診療科目，診療の日および時間，入院設備の有無，診療録などの諸記録に関する情報を提供することができる，など）を除いて，広告してはならない。

意識レベル【いしき——】[般] 意識とは周囲の状況と自己を正しく認識している状態をいう。大脳機能障害，脳幹，視床下部の障害によって意識が障害される。開眼，言語反応，運動反応および覚醒の程度によって，意識のレベル・程度が表される。

医師の当直【いしのとうちょく】[法] 医業を行う病院の管理者は，病院に医師を当直させなければならない。

胃洗浄法【いせんじょうほう】[処] 薬物や毒物を胃から取り除くことを目的として行う。胃の中に洗浄用チューブを入れて，生理食塩水を使って洗浄する。

1型糖尿病【いちがたとうにょうびょう】[病] 自己免疫によって，インスリンを作る細胞が破壊されインスリンがほとんど作られなくなることで発症する疾患である。小児や若い人に多いため，小児糖尿病といわれることもある。

一次救命処置【いちじきゅうめいしょち】[処] ＝BLS。心臓や呼吸が止まっている場合に，気道確保，人工呼吸，心臓マッサージを行うことを救命処置というが，医療従事者でなくても患者の周囲にいる一般市民が行える方法を一次救命処置という。現在各地域でその普及に向けての講習会などが開催されている。

1日平均入院看者数【いちにちへいきんにゅういんかんじゃすう】[法] 前月を含めた連続する過去12か月の合計入院患者延べ数を365日で割ることにより1日の平均入院患者数が出る。入院基本料（例　3：1など）で必要な看護員数は，1日平均入院患者数に基づいて算出される。うるう年であれば，366日となる。

一部負担金【いちぶふたんきん】[法] 保険医療機関が被保険者に対して行った保険診療を10割として，その3割は患者から領収し，7割はレセプトにより請求する。一部負担金とは患者が負担する3割の額をいい，保険者が給付する額を診療報酬という。

一類感染症【いちるいかんせんしょう】[般] 感染力や罹患した場合の重篤性など，総合的な視点からみた危険性が極めて高い感染症。指定医療機関での入院医療が原則。エボラ出血熱，クリミア・コンゴ出血熱，SARS，痘そう，ペスト，マールブルグ病，ラッサ熱が指定されている。

一過性脳虚血発作【いっかせいのうきょけつほっさ】[症] 24時間以内（多くは15分以内）に消える局所の脳虚血症状で，放置しておくと脳梗塞を起こす危険性が高い。頸部や頭部の動脈にわずかにできた詰まりが原因であることが多い。

胃内視鏡検査【いないしきょうけんさ】検　胃カメラで胃の内部の検査をすること。

胃ポリープ【い――】病　胃の粘膜に，はっきりとわかる隆起性の変化が起こっているもの。原則として良性の場合をいい，悪性は含まない。中には悪性化する可能性のあるものもあるので，大きくなってきたものや 2 cm 以上あるものは内視鏡下に取り除く場合が多い。

医薬分業【いやくぶんぎょう】般　医師，歯科医師の業務と薬剤師の業務をそれぞれ独立させること。医師が発行した処方箋を，患者が保険薬局に持参し，薬剤師が調剤した薬を受け取る制度。

医療安全管理委員会【いりょうあんぜんかんりいいんかい】法　院内で患者等が医療事故に遭遇することを避けるために，事故が起きる前にその危険因子をみつけ対策を講じ，安全な医療を行おうとする院内で組織された委員会をいう。この活動をしない（未実施）時，入院基本料の所定基本点数から減算となる。

医療過誤【いりょうかご】般　医療従事者が医療を行った際に，過失や施設の不備などにより患者に損害を与えること。民事上，刑事上および行政上の責任が追求される。

医療画像総合管理システム【いりょうがぞうそうごうかんり――】般　→ PACS (p. 121)

医療計画【いりょうけいかく】法　都道府県は医療を提供する体制を確保するため，都道府県において区分された区域における基準病床数などの設定（医療計画）に基づいて，病院の開設の許可申請に対する許可事務を行うことができる。

医療ソーシャルワーカー【いりょう――】般　＝MSW。医療機関や老人保健施設等で，医師・看護師などと共に，医療チームの一員として働く社会福祉の専門家。患者やその家族の経済的，心理的，社会的な問題・悩みなどの相談を受け，問題解決の手伝いをする。

医療提供施設【いりょうていきょうしせつ】法　医療法では，医療を行う施設を「医療提供施設」と定義している。これには診療所，病院（特定機能病院，地域支援病院，その他一般病院），助産所，介護老人保健施設がある。

医療費控除【いりょうひこうじょ】法　所得税の課税対象から控除される医療費のことで，この医療費は，納税者が自分自身または自分と生計を一にする配偶者やその他の親族のために支払い，かつ，その年の 1 月 1 日から 12 月 31 日までに支払ったもので，健康増進などの医薬品，人間ドックの費用，通院のための自家用車のガソリン代などは含まれない。支出した時は領収書を受取り，確定申告まで保管しなければならない。

医療被曝【いりょうひばく】検　医療行為における放射線の被曝。放射線または放射性同位元素（RI）を用いる医学的検査または放射線治療を受ける個人（患者），診断・治

療中の患者の付き添いや介護の個人，および研究での従事者の被曝をいう。

医療法【いりょうほう】法　わが国の医療を行う施設の開設，運営に関する実施基準について定めた基本法である。

医療法人【いりょうほうじん】法　病院等を開設しようとする社団または財団は，医療法の法人（医療法人）とすることができる。たとえば，医療法人財団　○○会，医療法人社団　××会　となる。

医療法人の会計【いりょうほうじんのかいけい】法　医療法人の会計年度は原則として，4月1日から翌年3月31日であり，毎年会計年度の終了後2か月以内に決算を都道府県知事に届け出なければならない。

医療法人の解散【いりょうほうじんのかいさん】法　社団または財団の医療法人は，その定款，または寄付行為に定めた解散事由の発生，などにより解散する。解散した時は都道府県知事にその旨を届け出なければならない。

医療法人の監督【いりょうほうじんのかんとく】法　都道府県知事は，医療法人の業務もしくは会計が法令および定款または寄付行為に違反し，または著しく適正を欠く時は，期間を定めて全部または一部の業務停止を命じ，または役員の解任を勧告することができる。

医療法人の設立【いりょうほうじんのせつりつ】法　医療法人の設立は定款または寄付行為において，医療法が定める事項（例　目的，名称，開設しようとする病院等の名称，資産および会計に関する規定，役員に関する規定，など）を定め，都道府県知事の審査および認可を受け，その設立登記により成立する。

医療法人の取り消し【いりょうほうじんのとりけし】法　都道府県知事は，医療法人が法令に違反し，または法令に基づく都道府県知事の命令に違反した場合において，他の方法により監督の目的を達成できない時に限り，設立の認可を取り消すことができる。

医療法人の名称独占【いりょうほうじんのめいしょうどくせん】法　医療法人でない者は，その名称中に，医療法人という名称を用いてはならない。

医療法人の役員【いりょうほうじんのやくいん】法　医療法人には役員として，理事3人以上，監事1人以上を置かなければならない。監事は，理事または医療法人の職員を兼ねてはならない。

医療法人の余剰金配当禁止【いりょうほうじんのよじょうきんはいとうきんし】法　医療法人は余剰金を配当してはならない。余剰金は利益のことで，たとえば，株式会社で利益が出れば，これを株主に配当する（利益処分）が，医療法人では禁止され，建物の改築，福利厚生などにあてることとされている。

医療法人の理事長【いりょうほうじんのりじちょう】法　医療法人の理事のうち1人は理事長とし，定款または寄付行為の定めるところにより，医師または歯科医師である理事の中から選出する。ただし，都道府県知事の認可を受けた場合は，医師または歯科医師でない理事のうちから選出することができる。病院の管理者は理事に加えなければならない。

医療保険各法【いりょうほけんかくほう】法　医療保険には，サラリーマン・OLが加入する健康保険のほかに，国家公務員が加入する国家公務員共済組合保険，地方公務員が加入する地方公務員共済組合保険，私立学校の教職員などが加入する日本私立学校振興・共済，自営業者などが加入する国民健康保険などがある。

医療保険加入者【いりょうほけんかにゅうしゃ】法　公的医療保険の被保険者と被扶養者。介護保険では40歳以上65歳未満の医療保険加入者は第2号被保険者となる。

医療保険者【いりょうほけんしゃ】法　医療保険の保険者。介護保険の第2号被保険者の介護保険料を医療保険の保険料と共に徴収することになっている。

イレウス 病　→腸閉塞

イレウス管留置法【――かんりゅうちほう】検 治　腸が詰まった場合に造影撮影や治療の目的で行う手技。レントゲンによる透視や内視鏡を用いて行う。

胃瘻経管栄養法【いろうけいかんえいようほう】治　手術により腹部から胃に管を通し（胃瘻），その管から水分や栄養を患者の胃に入れる方法。

陰茎【いんけい】解　男性の交接器官で，3個の円柱状の海綿体からなり，その中を尿道が通っている。性的興奮により海綿体は血液が充満しかたくなり，勃起現象を起こす。→ p. 136，図13

印紙税の非課税【いんしぜいのひかぜい】法　健康保険に関する書類には印紙税を課さない。

インシデント 般　患者に傷害を及ぼすような医療事故には至らなかったが，日常の診療現場で"ヒヤリ"としたり，"ハッ"とした出来事（「ヒヤリ・ハット」という）のこと。医療事故防止のための安全管理対策の一環として，医療事故と同様に報告を求める制度を設けている医療機関もある。

インスリン(IRI) 検　内分泌学的検査。採血による。膵臓ランゲルハンス島β細胞で合成，分泌される。肝での糖新生を抑制し，グリコーゲン合成を促進する。血液中のグルコース濃度を下げ，グルコース濃度を調整する働きをするホルモン。インスリンの働き，濃度が低下すると糖尿病になる。

インターベンショナルラジオロジー 検　→ IVR (p. 120)

咽頭【いんとう】解　鼻腔，口腔，喉頭の後上部に接する円筒形の器官である。咽頭扁桃（リ

ンパ組織）は気管・食道への感染防御の働きがある。→ p. 134，図 10

院内感染【いんないかんせん】般　患者や見舞い客，医療スタッフ，あるいは食物や器物などによって院内に持ち込まれた病原体に，他の患者や医療スタッフが感染すること。

院内感染防止対策委員会【いんないかんせんぼうしたいさくいいんかい】法　院内で患者等が原疾患とは別の新たな感染症（例：MRSA 感染症，緑膿菌感染症など）の感染防止のために院内で組織された委員会活動をいう。この活動をしない（未実施）時，入院基本料の所定基本点数から減算となる。

院内掲示義務【いんないけいじぎむ】法　病院または診療所の管理者は，院内の見やすい所に管理者の氏名，診療に従事する医師の氏名，診療日，および診療時間，建物内部の案内，などを掲示しなければならない。

陰嚢【いんのう】解　陰茎の下にぶら下がる 2 つの薄い皮膚でできた袋で，精巣（睾丸），精巣上体（副睾丸）を入れている。陰嚢の皮膚はメラニンが多く，褐色を呈し，多くの汗腺と大きな脂腺を有する。→ p. 136，図 13

インフォームド・コンセント　般　手術などに際して，医師が病状，治療方針，手術の目的・方法，予測される効果や副作用なども含め，分かりやすく十分に説明し，患者の同意を得ること。

インフルエンザ　病　インフルエンザウイルスによる感染症で，伝染力が強く，流行しやすい。3～5 日は発熱が続き，高齢者や乳幼児には肺炎や脳症を併発して重症になる場合もある。水分と栄養補給が大切である。

インフルエンザウイルス抗体【――こうたい】検　ウイルス感染症検査。インフルエンザウイルスは核タンパクの抗原性により A，B，C 型に区別される。二次的併発の肺炎などを防止するためにも確認が重要である。

【う】

ヴィダール反応【――はんのう】検　血清学的検査で，腸チフス，パラチフスの検査。腸内細菌感染症の診断。

ウイルス性疣贅【――せいゆうぜい】病　ヒト乳頭性ウイルスによる感染症で，皮膚にいぼ（疣贅）ができる。いわゆるみずいぼもこの一種である。薬物療法，凍結療法などがある。

ウイルス脳炎【――のうえん】病　ウイルスが脳に到達，感染し，中枢神経系で感染が起こっている状態で，発熱，頭痛，意識障害，痙攣（けいれん）などが出る。髄液検査，脳波，CT，ウイルス学的検査などで診断を行う。

ウォータース法【――ほう】検　頭部撮影。上顎洞と側頭骨椎体を分離投影する撮影法。

うっ血【うっけつ】症　静脈の血液の流れが障害され，血液が局所的にたまった状態をいう。うっ血部は暗紫色を呈する（チアノーゼ）。静脈の狭窄，閉塞または心不全が原因で起こる。

うっ血性心不全【うっけつせいしんふぜん】病　体内のポンプ機能を果たす心臓の血液供給能力と他の臓器が必要とする血液量のバランスが崩れた時に起こる。

うつ病【うつびょう】病　気分がふさぐなどの精神的な症状が主であるが，同時に頭痛，食欲不振，体重減少，不眠などのいろいろな身体的症状が出るので，身体の不調として認識されることが多い。

運動神経【うんどうしんけい】解　骨格・筋肉を支配し，身体の運動や姿勢を調整する末梢（まっしょう）神経。脊椎動物では脳脊髄神経に属し，脊髄の前根を通る。

【え】

ABO式血液型【えーびーおーしきけつえきがた】検　免疫学的検査。1900年にLandsteinerにより発見された。表現型A型（遺伝子型はAA，AO），B型（BB，BO），AB型（AB），O型（OO）型の4種類に分類される。

A/G比【えーじーひ】検　→アルブミン/グロブリン比

エイズ　病　＝後天性免疫不全症候群，AIDS。5類感染症。ヒト免疫不全ウイルス（HIV）によって免疫不全になって起こる一連の症状。免疫細胞に指令を出すヘルパーT細胞をHIVが破壊するので，健康であれば撃退できるニューモシスチス（従来カリニと呼ばれていた）肺炎やカポジ肉腫などを発症し，死に至ることもある。感染は感染者の精液や腟（ちつ）分泌液，血液，母乳などが粘膜や血管内に入ることによる。発症すると予後はきわめて不良。現在は感染しても発症を抑える治療がとられる。

HIV-1抗体【えいちあいぶいいちこうたい】検　ウイルス感染症検査。レトロウイルスでありRNAウイルスである。AIDS患者は陽性でHIV感染の確定診断となる。

栄養血管【えいようけっかん】解　臓器・組織の細胞に酸素や栄養物を供給する血管をいう。たとえば，肺の栄養血管は気管支動脈で，心臓のそれは冠動脈である。⇔機能血管。

会陰【えいん】解　陰嚢（いんのう）基部（男性）または腟入口（女性）と肛門との間を会陰という。

腋窩【えきか】解　腋の下のくぼみの部分をいう。

エクリン腺【——せん】解　ヒトの2大汗腺の1つで全身の皮膚におよそ300万個分布する。分泌物はアポクリン腺と違い細胞質・タンパク質を含まない。発汗により体温の調節をしている。

エコノミークラス症候群【——しょうこうぐん】病　→肺血栓塞栓症
S/N 比【えすえぬひ】検　デジタル画像における信号雑音比。
S 字状結腸【えすじじょうけっちょう】解　大腸の一部で，下行結腸と直腸の間にある S 字状に蛇行している移動性の結腸である。膀胱や子宮の後ろにある。→ p.134，図 11
エストロゲン 生　卵巣の卵胞で産生分泌される女性ホルモンの 1 種である。卵胞ホルモンとも呼ばれる。排卵期や妊娠末期に分泌量が増大する。働きは子宮・腟など生殖器の発育を促進させる。さらに乳房・乳腺の発達，二次性徴（発毛，女性らしい体型）の発現をうながす。
X 線【えっくすせん】検　本体は光子ともいわれ，電離能力をもった波長の短い電磁波のこと。原子核外の現象によって放出された電磁放射線。単一エネルギーの特性 X 線と連続エネルギーをもつ制動 X 線がある。
X 線撮影【えっくすせんさつえい】検　一般撮影，X 線 CT，透視など，X 線を用いた撮影の総称。
エナメル質【——しつ】解　歯冠部をおおう厚い層で，カルシウムを主成分とする，体内で最も硬い組織である。
MR アンギオグラフィー【えむあーる——】検　→ MRA（p.121）
MR 血管撮像法【えむあーるけっかんさつぞうほう】検　→ MRA（p.121）
MR 胆道膵管撮像法【えむあーるたんどうすいかんさつぞうほう】検　→ MRCP（p.121）
エリスロポエチン 生　腎臓の傍糸球体細胞・間質細胞で産生される。骨髄において赤血球の生成を促進する働きがある。
LE 細胞検査【えるいーさいぼうけんさ】検　LE 細胞（ヘマトキシリン体：紫紅物質を好中球の細胞質の中に保有している細胞）。陽性の場合 SLE などの膠原病や自己免疫性肝炎などが疑われる。LE 現象ともいう。
LDL コレステロール【えるでぃーえる——】検　＝低比重リポタンパク。生化学検査。空腹時採血による。動脈硬化性疾患の診断および経過観察に用いる。
嚥下【えんげ（か）】生　口の中の飲食物を口腔から咽頭に，さらに食道を経て胃へ飲み下す運動。
嚥下困難【えんげこんなん】症　飲食物の口腔から胃までの輸送障害をいう。口腔から胃の噴門の間に舌癌・食道癌などの機械的な狭窄と局所性病変や周囲からの圧迫病変，神経麻痺などが原因となる。
嚥下障害【えんげしょうがい】病　脳血管障害などで起こる中枢神経障害により，食物や唾液を飲み下すことに障害を起こすことをいう。嚥下訓練により機能回復を目指す。
嚥下性肺炎【えんげせいはいえん】病　食物や唾液などを気管内に吸引したことにより起

こる肺炎。脳血管障害による神経機能の低下やADLが低下した高齢者に発病することが多い。

エンザイムイムノアッセイ 検 酵素免疫測定法。

延髄【えんずい】解 上方の橋（きょう）と下方の脊髄に挟まれた脳幹の一部で，指先ほどの大きさである。脳神経の核があり，呼吸・心臓運動など生命の重要な中枢である。舌咽・迷走・副・舌下の4つの脳神経が出入りしている。→ p. 132, 137, 図 7, 14

【お】

横隔膜【おうかくまく】解 胸腔と腹腔とを仕切る横紋筋性の膜。その収縮・弛緩（しかん）により胸腔が拡大・縮小し，腹式呼吸が行われる。大動脈裂孔，食道裂孔および大静脈孔の3つの孔がある。→ p. 134, 図 10

横隔膜膿瘍【おうかくまくのうよう】病 →腹膜炎

横隔膜破裂【おうかくまくはれつ】病 交通事故などの外部からの力により横隔膜が破裂することをいう。症状としては，呼吸困難，嘔吐などがあり，胸部X線撮影やCTなどで診断する。

嘔気【おうき】症 ＝悪心。吐き気のこと。

横行結腸【おうこうけっちょう】解 大腸の一部で，上行結腸と下行結腸の間にある。→ p. 134, 図 11

黄体形成ホルモン（LH）【おうたいけいせい——】検 生 内分泌学的検査。下垂体前葉から分泌される性腺刺激ホルモンで，卵巣あるいは精巣からの性ステロイド分泌を調節している。

嘔吐【おうと】症 胃の内容物が強制的に食道・口腔を経て体外に排出される現象である。不快感や苦痛を伴う反射運動である。消化器疾患や乗物酔いなどで起こる。

オートクレープ 般 高圧蒸気滅菌器。120～130℃の高温，高圧で医療器具や感染性廃棄物などの滅菌をする装置。

オキシトシン 生 下垂体の後葉から分泌されるホルモンである。妊婦の子宮の平滑筋を収縮させ陣痛を起こさせる作用がある。また，乳汁分泌作用もある。

悪心【おしん】症 ＝嘔気。悪心とは，みぞおちや胸部に起こるムカムカとした不快感。

汚染区域【おせんくいき】般 感染症病室や汚物処理室など病原菌に汚染された区域のこと。

温熱療法【おんねつりょうほう】治 癌細胞を加温することにより致死させる治療法。放射線治療，化学療法などの併用で治療効果が向上する。

オンラインシステム 般 大型コンピュータに数台の端末装置を直接結んで使用するシ

ステム。

オンライン処理【──しょり】般　データが直接コンピュータに転送され人手を介在することなく自動的に処理を行う方式。

【か】

カーデックス 般　患者ごとの看護計画を記入するもので，投薬，処置，食事，安静度，入浴の可否などの医師の指示や，体温，脈拍，呼吸などの患者の状態，看護計画の方針などが書かれているもの。

開胸心マッサージ【かいきょうしん──】処　心臓が停止している患者に対して，胸に手術創をつくり直接心臓をマッサージして行う救命処置。毎分約80回の速度で心臓を圧迫する。現在は，ほとんど行われない。

介護給付【かいごきゅうふ】法　要介護（要支援）と認定された被保険者に対する介護保険による給付のこと。要介護者は，居宅サービス，施設サービスのどちらも選択することができるが，要支援者は施設サービスなど一部選択できないサービスがある。

介護給付費請求書【かいごきゅうふせいきゅうしょ】法　サービス提供事業所における1か月の請求件数，金額を集計したもの。事業所ごとに1件作成し，介護給付費明細書と共に国保連合会に提出する。

介護給付費明細書【かいごきゅうふめいさいしょ】法　サービスの利用者ごとに1か月に各サービス提供事業所が提供したサービスの明細を記載したもの。利用者ごとに作成し，国保連合会に提出する。

介護サービス調査票【かいご──ちょうさひょう】法　1次判定に使用される調査票。質問内容は全国統一で，訪問調査の際に調査員はこの項目に従って申請者に質問し，この結果をもとに1次判定（コンピュータによる介護に必要な時間の算定）が行われる。

介護認定審査会【かいごにんていしんさかい】法　市町村が設置する要介護認定の審査を行う機関。介護認定審査会は，訪問調査（一次審査）の結果とかかりつけ医の意見書などをもとに，要介護認定の最終判定を行う。

介護報酬【かいごほうしゅう】法　介護保険の保険者から介護サービス提供事業者に支払われる報酬。医療保険における診療報酬にあたる。

介護療養型医療施設（療養型病床群・介護力強化病院・老人性認知症疾患療養病棟）【かいごりょうようがたいりょうしせつ】法　問題行動などのある老人性認知症や長期にわたり療養を必要とする要介護者に対して，必要な療養上の管理や看護に加え，医学的管理下の介護や機能訓練その他の必要な医療などのサービスを提供する施

設。

介護老人福祉施設（特別養護老人ホーム）【かいごろうじんふくししせつ】法　常時介護が必要で居宅での生活が困難な要介護者に対して入浴や排泄，食事等の介護，その他日常生活に必要な世話と機能訓練などのサービスを提供する施設。

介護老人保健施設【かいごろうじんほけんしせつ】法　介護保険法の介護老人保健施設をいう（医療法）。介護保険法では，要介護者に対し，施設サービス計画に基づき，看護，医学的管理のもとにおける介護および機能訓練その他必要な医療並びに日常生活上の世話を行う施設をいう（介護保険法）。

外耳【がいじ】解　耳介（じかい）と外耳道からなり，外耳道は外耳孔から鼓膜までの音を伝える部分である。聴覚器の外側の部分で，音の入り口となる。→ p. 139, 図 18

外耳道【がいじどう】解　外耳孔から鼓膜までの長さ 2〜3 cm の少し「ヘ」の字形に曲がった管である。内面は薄い皮膚で毛も生えている。→ p. 139, 図 18

回診【かいしん】般　病院で，医師が病室をまわって患者を診察すること。

疥癬【かいせん】病　皮膚表面にヒゼンダニが寄生することによって起こる感染症で，ほぼ全身に発生し，夜間は強いかゆみを伴う。最近では老人福祉施設，病院などの集団感染が問題となっている。

解像度【かいぞうど】検　フィルム，受像器に現れた画像細部の鮮鋭度をあらわす。

解像力【かいぞうりょく】検　フィルム，受像器に現れた画像の描写能力をあらわす。本来光学用語である。

回腸【かいちょう】解　小腸の大腸側約 3/5 を占め，腹腔の右下方に位置する。長さは空腸より長いが，輪状ヒダや腸絨毛は少なく，表面積は空腸より小さい。→ p. 134, 図 11

外反母趾【がいはんぼし】病　第 1 趾が第 1 関節で外に反り返り，先が足の外側に向き，爪が内側，趾底に向いている状態をいう。この結果突き出た部分が靴に接触し，痛みや腫れを伴う。

外腹斜筋【がいふくしゃきん】解　腹壁をなす筋肉の 1 つ。腹直筋などとともに内臓を保護する働きの他，腹圧を高める作用や脊柱の運動にも関与する。→ p. 128, 図 3

外部被曝【がいぶひばく】般　体外からの放射線による被曝のこと。⇔内部被曝

外膜細胞【がいまくさいぼう】解　脈管や神経を包み自由表面をもたず周囲と結合している組織を外膜という。毛細血管は内皮と基底膜のみからなり，基底膜に現れる結合組織のことを外膜細胞という。周皮細胞ともいう。

回盲部【かいもうぶ】解　回腸と盲腸の境の部分で，盲腸から糞便が回腸へ逆行しないようにここには回盲弁がある。右下腹部にある。

潰瘍性大腸炎【かいようせいだいちょうえん】病　直腸から結腸の粘膜などが侵される慢性的な炎症性の病気である。主な症状としては，粘血便や血が混じった下痢が続いたり，繰り返し起こす。厚生労働省の特定疾患に指定されている。

カウンターショック 処　→除細動

化学療法【かがくりょうほう】治　病原微生物による疾病や癌の治療に際し，化学的に合成した薬品や抗生物質，抗癌剤を用いて治療する方法。⇔手術・外科療法

過換気症候群【かかんきしょうこうぐん】病　精神的または肉体的なストレスが原因で起こる一時的な反応で，呼吸困難があるような感じがする。不安感，めまい，視力障害など多彩な精神症状を引き起こし，時には意識障害が起こることもある。紙袋を口にあてがい，自分の呼気を反復呼吸することで改善することが多い。

蝸牛【かぎゅう】解　内耳の一部を構成し，カタツムリの殻のような形のラセン状のトンネルになっている聴覚受容器である。蝸牛管にはリンパ液が満たされている。→ p. 139, 図 18

核【かく】生 解　細胞の中にある顆粒の1つで，通常，細胞には核膜に包まれ1個存在する。二重膜からなる核膜には孔がある。核内には染色質，核小体などがあり，染色質には遺伝情報 DNA とタンパク質が含まれている。

核医学【かくいがく】般　非密封放射性核種を用いて生体の物理的・化学的な空間ならびに時間分布の変化を検討する学問。

核医学的検査【かくいがくてきけんさ】検　非密封放射性核種を直接患者に用いる in vivo 検査と患者から得た試料に加えて行う in vitro 検査に分けられる。

核磁気共鳴【かくじききょうめい】検　原子を高周波磁界中におくと特定の周波数においてエネルギーを吸収する現象。

拡張型心筋症【かくちょうがたしんきんしょう】病　心筋が線維化し心臓の収縮力が低下する病気で，心不全，不整脈などに対する内科的治療が中心となる。冠動脈造影，心筋生検，核医学的検査を行い診断する。

角膜【かくまく】解　眼球の一番前にあり，前方に向かって軽く突出している。無色透明なので，見てもほとんどわからない。神経はあるが血管はない。→ p. 138, 図 17

下行結腸【かこうけっちょう】解　大腸の一部で，横行結腸と S 字状結腸の間にある。→ p. 134, 図 11

下肢【かし】解　大腿，膝，下腿足の各部よりなり，体幹を支える働きをする。⇔上肢

下肢帯【かしたい】解　体幹と自由下肢骨（大腿骨，下腿骨）を連結する部分をいう。一対の寛骨（腸骨，坐骨，恥骨→ p. 126, 127, 図 1，2）からなる。

下肢動脈造影検査【かしどうみゃくぞうえいけんさ】検　大腿動脈などから穿刺し造影剤

を注入して造影する．範囲が広いため時間差により撮影を行う．閉塞，血栓，動脈瘤などの血管性疾患検査を目的とする．

下垂体【かすいたい】解　大脳底部（間脳）の視床下部に下垂し，トルコ鞍（ぐら）内におさまっている内分泌腺．ヒトでは小指先ほどの大きさで，腺性の前葉・中葉と神経性の後葉の三葉に分かれ，主に他の内分泌腺を刺激するホルモンを分泌する．→ p. 137，図 14

下垂体ホルモン【かすいたい――】生　下垂体から分泌されるホルモンである．前葉から成長ホルモン，催乳ホルモン，甲状腺刺激ホルモンなど，6 種類が分泌される．中間葉は，メラニン細胞刺激ホルモンを分泌し，後葉は，バソプレシンとオキシトシンを分泌する．

ガストリン生　胃幽門前庭部の G 細胞（ガストリンを分泌する細胞）から分泌される消化管ホルモン．副交感神経（迷走神経）の作用を介して分泌される．胃液を分泌させる塩酸分泌刺激作用，軽度のペプシン分泌刺激作用，その他胃の機能，生理上重要な役割をもつ．
　　検　内分泌学的検査．絶飲食で採血する．胃・十二指腸潰瘍，萎縮性胃炎などの検査．

画像処理【がぞうしょり】検　画像伝達，画像分割，画像認識などの技術をいう．

画像診断法【がぞうしんだんほう】検　各装置から得られた画像を元に診断を行うこと．

家族埋葬料【かぞくまいそうりょう】法　被扶養者が死亡した時，被保険者が埋葬を行う場合に標準報酬月額の範囲内で支給する保険給付をいう．

家族療養費【かぞくりょうようひ】法　被保険者が扶養する被扶養者が傷病で，保険医療機関において保険診療を受けた時に給付される保険給付をいう．この給付は扶養している被保険者に対するもので，被扶養者に対して給付する意味で理解すべきでない．また，現行では，被保険者に対する療養の給付と同様，現物給付の形で行われている．

家族歴【かぞくれき】般　両親，祖父母，兄弟，配偶者や子どもなど，血縁者を中心とした家族の健康状態，これまでにかかった病気，死因，死亡年齢などの記録．

画素数【がそすう】検　＝ピクセル数．画像を構成する最小単位．画像全体の画素数のことをマトリックス数という．

滑液【かつえき】生　関節液として，関節面（関節軟骨）を潤し，潤滑油のように摩擦を少なくして，関節をつくる骨の動きを滑らかにする液．滑膜でつくられる粘稠（ねんちょう）な液で関節腔にある．

喀血【かっけつ】症　気道からの出血のことで，その原因は肺結核，肺癌，気管支炎などが

多い。出血が多いと気道を詰まらせて，窒息することもあるので，迅速に治療を行うことが必要である。

活性化部分トロンボプラスチン時間（APTT）【かっせいかぶぶん――じかん】検　出血・凝固検査。活性化部分トロンボプラスチンは血小板や白血球に多く含まれ，血液を凝固させるトロンボプラスチンという物質の一部である。先天性凝固異常，重症肝障害，播種性血管内凝固症候群（DIC），ビタミンK欠乏症で延長する。

合併症【がっぺいしょう】症　病気の経過中にその病気に関連して新たに発症する別の疾患のこと。

滑膜【かつまく】解　滑膜は，関節にあり，関節腔の内面をおおいなめらかな面をつくっている膜である。関節腔を潤滑にする滑液を分泌する。滑膜は筋や腱の運動をなめらかにしている。

カテーテル般　尿道から膀胱へ，または体表から体腔などに挿入し，尿や体液の排出，薬液の注入の目的に使用する細い管。ゴム製の他プラスチック製などもある。導尿，胃液採取，流動食注入などに使用される。

カテコールアミン（CA）生　カテコラミンともいう。内分泌学的検査。30分の安静仰臥の後，採血または，24時間蓄尿で測定する。バナナ，コーヒー，バニラは測定値に影響するので，摂取しない。カテコールアミンは，アドレナリン，ノルアドレナリン，ドーパミンの総称。

ガドリニウム造影剤【――ぞうえいざい】検　MRI造影剤。ガドリニウムとジエチレントリアミン五酢酸のキレート化合物で，静注後速やかに細胞外に分布し腎から排泄される。

化膿性関節炎【かのうせいかんせつえん】病　→骨髄炎

カリウム（K）検　生化学検査。採血または尿検査。電解質成分。細胞内液中に存在する陽イオンの大部分を占める。細胞内・外の移行で浸透圧，酸・塩基平衡に関与する。

カルシウム（Ca）検　生化学検査。採血または尿検査。電解質成分。血清カルシウムは半分が遊離したイオンとして，残りはアルブミンと結合して存在する。カルシウムの99％が骨や歯に存在し，骨格の維持に関わる。副甲状腺ホルモンのカルシウム調節ホルモンに作用され，過剰なものは便に排泄される。

カルシトニン生　甲状腺の傍濾胞（ぼうろほう）細胞から分泌される，アミノ酸32個からなるポリペプチドホルモンである。血中カルシウムおよびリン酸濃度を低下させる作用がある。

カルテ般　＝診療記録(診療録)。患者の氏名，生年月日，年齢，性別，住所などと共に，病歴や診察，検査，治療の内容などについて医師が記録するもの。

川崎病【かわさきびょう】病 ＝MCLS。4歳以下の乳幼児にみられる熱性疾患で，急性期には冠動脈瘤が形成されることが多い。1967年川崎富作博士によってはじめて報告され，診断は「川崎病の診断の手引き」によって行われる。

肝炎【かんえん】病 肝臓の炎症性疾患で，肝組織に炎症と共に肝実質細胞の変性所見がみられる。病因によって，ウイルス性，中毒性，自己免疫性肝炎に，また経過によって急性肝炎，慢性肝炎に分類される。症状には全身倦怠感，食思（欲）不振，黄疸などがある。

肝炎ウイルス抗体【かんえん——こうたい】検 ウイルス感染症検査。A型肝炎ウイルス（HAV），B型肝炎ウイルス（HBV），C型肝炎ウイルス（HCV），D型肝炎ウイルス（HDV），E型肝炎ウイルス（HEV），G型肝炎ウイルス（HGV）などがある。B型肝炎ウイルスは肝臓で増殖して血中へ流出するとウイルスを破壊する抗体（中和抗体）が出現する。この中和抗体がHBs抗原ばかりか抗原に結びついた肝細胞をも破壊することにより肝炎を引き起こす。

感覚器【かんかくき】解 外界からの刺激・情報を受けとり神経系に伝える器官。視覚器官（眼），聴覚・平衡器官（耳），嗅覚（きゅうかく）器官（鼻）などがある。

肝機能シンチグラフィー【かんきのう——】検 放射性同位元素（RI）を利用した肝機能検査。肝シンチグラフィー，肝RIアンギオグラフィー，肝胆道シンチグラフィーなどがある。

眼球【がんきゅう】解 眼窩内にあり，光の刺激を視細胞で受けとり，視神経に伝える球形の器官。前方に角膜，後方に強膜がある。内部に水晶体，硝子体，眼房（眼房水を入れる）がある。→ p. 138，図17

換気量【かんきりょう】解 検 →呼吸気量

ガングリオン病 腱鞘，靱帯，関節包などに発生する袋状の腫瘤で，外傷や使いすぎが原因としてあげられる。手関節の背面に発生することが多い。

観血的血圧測定法【かんけつてきけつあつそくていほう】検 動脈に直接カテーテルを挿入して動脈圧を計る方法。重症患者の集中治療中に行われることが多い。

眼瞼【がんけん】解 まぶた。眼球の前面をおおう上下の皮膚ヒダのこと。上下の眼瞼に分かれ，眼球をゴミ，小異物から保護し，角膜を潤す働きがある。→ p. 138，図17

肝硬変【かんこうへん】病 C型肝炎ウイルスによる慢性肝炎後など慢性的に肝臓疾患が続いた後に起こる。肝機能低下，黄疸（おうだん），腹水，浮腫（むくみ）などが出てくる。

看護記録【かんごきろく】般 患者の入院から退院までの経過（症状や状態の変化，施行した検査や処置，行った援助の内容など）を看護師が記録したもの。

鉗子【かんし】〔般〕 手術や治療の時に，器官や組織などを挟み，固定したり，剥離したりするのに用いる，はさみに似た形の金属性の医療器具。止血に用いる止血鉗子やコッヘル鉗子・産科鉗子など種々のものがある。

カンジダ抗体【——こうたい】〔検〕 免疫学的検査。カンジダ属に対する抗体を検出する。

患者〔般〕 病気やけがなど，なんらかの健康上の問題があり，医師，歯科医師および医療関係者の診断や治療，助言を受ける人で，外来患者と入院患者の区別がある。

冠状血管【かんじょうけっかん】〔解〕 心臓を養う栄養血管で，上行大動脈の基部から出る左右一対の冠状動脈と右心房に注ぐ冠状静脈がある。

冠状動脈造影検査法【かんじょうどうみゃくぞうえいけんさほう】〔検〕 ＝CAG。左心カテーテル法によって左右の冠状動脈を選択的に造影する方法。

肝シンチグラフィー【かん——】〔検〕 肝に集積する放射性医薬品を用いて，肝の形態・機能の評価をするために行う検査。

肝性脳症【かんせいのうしょう】〔病〕 肝臓機能の悪化により，意識障害やふるえなどの精神神経症状を伴い，黄疸（おうだん）や腹水がたまることが特徴的な病状である。

眼精疲労【がんせいひろう】〔症〕 長時間眼を使用し，特に近距離の作業を続けた場合に，眼や眼の周囲に違和感を生じることをいう。頭痛や頸（けい）部痛を伴うこともある。

関節【かんせつ】〔解〕 骨と骨とを連結させる可動性の結合部。2つ以上の骨の結合面（関節面）には関節軟骨があり，その間に潤滑油の役をする滑液を入れた関節腔がある。その周囲を結合組織の膜が包む。球関節（股関節・肩関節），楕円関節（顎関節）などがある。

関節鏡検査【かんせつきょうけんさ】〔検〕 関節内の病気を直接みるために，関節内に関節鏡を入れて検査を行う。また，そのまま病気の原因となっているものを取り除いたりする手術を行うこともある。

関節腔造影【かんせつくうぞうえい】〔検〕 関節腔を穿刺して造影剤を注入し，二重造影によって検査する方法。

間接撮影【かんせつさつえい】〔検〕 蛍光板に投影されたX線透過像をカメラまたは蛍光増倍管を介して間接的にX線フィルムに記録する撮影法。

関節穿刺術【かんせつせんしじゅつ】〔検〕〔治〕 関節内にたくさんの関節液がたまっている時に，治療や検査の目的で関節内に穿刺針を挿入することをいう。関節液を吸引したり薬剤を入れることも行う。

関節包【かんせつほう】〔解〕 関節の骨を包む丈夫な結合組織でできた関節の一部をいう。内面は滑らかな結合組織である滑膜でおおわれている。

関節リウマチ【かんせつ——】〔病〕 従来，慢性関節リウマチと呼ばれていた。朝のこわばり

(硬直感)，微熱，全身倦怠感，寝汗，体重減少などが主な症状で，原因不明とされている。関節炎を繰り返し，次第に日常生活動作が障害されるようになる。介護保険の特定疾病。

汗腺【かんせん】[解] 汗を体表面に分泌する腺で，全身に分布する小汗腺（エクリン汗腺）と腋窩・肛門部など特定の部位にある大汗腺（アポクリン汗腺）の2種類がある。

感染経路【かんせんけいろ】[般] 病原体が，感染源から感染する可能性のある（感受性がある）人へ，何によってどのように伝達されるかということ。接触感染，飲料水や食物による感染，昆虫や動物などの媒介，その他がある。

感染源【かんせんげん】[般] 病原体を排出するもと。感染源となるのは，主に患者，健康な病原体保有者，病原体保有動物とそれらに接触した人などである。

感染症法【かんせんしょうほう】[般] →感染症予防医療法

完全静脈栄養法【かんぜんじょうみゃくえいようほう】[処] 5日以上口からの十分な栄養補給ができない場合，輸液のみで栄養補給を行う方法。水分や電解質のバランスに注意が必要である。

感染症予防医療法（感染症の予防及び感染症の患者に対する医療に関する法律）
【かんせんしょうよぼういりょうほう】[公費] 感染症の予防および感染症の患者に対する必要な医療措置を定めることにより，感染症の発生を予防し公衆衛生の向上を図ることを目的とする。1類～5類感染症の指定とその対応について定めている。

肝臓【かんぞう】[解] 消化器の1つで重量が1.2～1.5 kgもあり，人体最大の器官である。色は暗赤褐色で血液の貯蔵機能，脂肪の消化吸収に関与する胆汁の分泌，解毒，代謝など多くの機能がある人体の化学工場である。→ p. 133, 134, 図8, 11

肝胆道シンチグラフィー【かんたんどう──】[検] 肝細胞に摂取されたのちに，すみやかに排泄される放射性医薬品を用いて，肝・胆道を経時的に撮影し胆道像と機能情報を同時に得る検査。

浣腸法【かんちょうほう】[処] 大便を出したり治療のための薬剤を投入することを目的に，肛門から直腸や結腸に薬剤を入れる手技。

眼底カメラ【がんてい──】[検] 要散瞳，無散瞳，立体撮影があり，網膜・視神経・脈絡（みゃくらく）膜などに起因する視力の障害検査用写真撮影装置。高血圧や糖尿病などの成人検査にも使用する。

眼底出血【がんていしゅっけつ】[症] 血管が破れることによって起こる硝子（しょうし）体，網膜（もうまく），網膜下の出血。加齢，糖尿病，高血圧，緑内障などが原因としてあげられる。

間脳【かんのう】[解] 中脳の前方にあり，大部分が大脳半球におおわれ，第3脳室を挟む小

さい部分である。間脳は腹側の視床下部と背側の視床からなる。→ p. 137, 図 14

肝膿瘍【かんのうよう】病　細菌感染による肝臓の炎症。経皮的肝膿瘍ドレナージ、洗浄、抗生物質の投与などを行う。

カンファレンス　般　会議・相談・協議。診療の中で、各科・分野を紹介し合い、相互理解を深める会議。また、複数の医師、看護師などが患者の症状、検査結果、所見、フィルムなどを見ながら治療方針などを検討する会。

汗疱【かんぽう】病　手のひら、足などに小さな水疱ができるもので炎症が強くかゆみを伴うものもある。夏季、季節の変わり目に多く発生する。

ガンマカメラ　検　シンチレーターと複数個の光電子増倍管などを用いて検体内の放射性物質の分布を測定する装置。

γ-グルタミルトランスペプチダーゼ【がんま——】検　→ γ-GTP

γ-GTP（γ-グルタミルトランスペプチダーゼ）【がんま——】検　生化学検査。採血による。γ-GTP は腎臓に極めて多量に存在する。飲酒との関係が深く、アルコール性肝障害のみならず常習飲酒者に上昇傾向がある。高値で、胆道閉塞、肝疾患、アルコール性肝炎、慢性膵炎、胃癌、肺癌などを示す。

γ線【がんません】検　放射性核種の崩壊に伴って核の励起状態からより低いエネルギー状態に落ちる時、核から放射される電磁波。γ線はそれぞれの放射性核種に特有の一定エネルギーをもつ。

ガンマナイフ　治　放射線の細かいビームを病巣部に集中させ照射する治療法。聴神経腫瘍、髄膜腫等の治療に適している。

間葉【かんよう】解　胎生初期に外胚葉と内胚葉の間に形成され、突起をもち、まばらな網目状の結合組織。密に結合している胚葉（はいよう）とは区別され、軟骨組織や骨組織、平滑筋細胞などに分化する。

管理区域【かんりくいき】般　放射線を取り扱う場合に、人々の被曝管理を適切に行うため、立ち入りなどの制限により放射線を管理する場所。

寒冷凝集反応（CA/CHA）【かんれいぎょうしゅうはんのう】検　寒冷凝集症、悪性リンパ腫、マイコプラズマ肺炎、伝染性単核症などで陽性になる。

【き】

既往歴【きおうれき】般　生まれてから現在までの間にかかった主な病気（既応症）、またその経過や受けた治療の内容など。

期外収縮【きがいしゅうじゅく】病　不整脈の一種であり、胸部圧迫感、動悸、倦怠感などの症状がある。薬物療法や十分な睡眠、過労、過飲酒を避けるなどの生活管理にて

治療可能。

機械的人工呼吸法【きかいてきじんこうこきゅうほう】処 マスクやテントによる酸素投与で十分な換気が確保できない場合，気管内挿管や気管切開を行って，人工呼吸器により換気すること。

気管【きかん】解 気管支ともいう。気道の一部で，喉頭につづく馬蹄形の軟骨性の管で気管分岐部までの約 10 cm を気管。気管が左右に分かれ，肺門に入るまでを気管支という。→ p. 134，図 10

期間計算【きかんけいさん】法 健康保険における期間計算は，民法が定める期間の計算方法に準じて行われる。

気管支【きかんし】解 →気管

気管切開法【きかんせっかいほう】処 頸に穴を開けて，気管に直接チューブを挿入し，気道を確保することをいう。

気管内挿管法【きかんないそうかんほう】処 何らかの理由で呼吸困難に陥った患者に対し，気管内にチューブを入れて呼吸経路を確保することをいう。

寄生虫卵検査【きせいちゅうらんけんさ】検 ガラス板（オベクトグラス）に便を直接薄く塗抹し顕微鏡で虫卵を探す直接法と，糞便と虫卵の比重の差を利用し虫卵を浮上させて集める浮遊法や沈殿法がある。

キセノン CT 検 キセノンガスを吸入しながら CT 撮影を行い，脳血流を測定する検査。

基礎代謝【きそたいしゃ】生 覚醒，仰臥位で何もしない安静な状態で生命を維持するために消費されるエネルギー量のこと。成人では 1 日 1,200 kcal 前後である。

基底細胞【きていさいぼう】解 気管や気管支などの線毛をもった上皮で，本来単層上皮でありながら，細胞の大きさや核の高さがさまざまで，細胞の高さが低く表面まで達していない細胞。気管支などのほかに小汗腺などにも分布する。

気道【きどう】解 外気が鼻から肺に通じる空気の通り道で，上方から鼻腔(びくう)・口腔・喉頭(こうとう)・気管・気管支などからなる。

機能撮影【きのうさつえい】検 主に頸椎や腰椎などの前屈・後屈などを組み合わせ，運動機能の観察・測定を目的とした撮影。

機能性子宮出血【きのうせいしきゅうしゅっけつ】病 ＝不正性器出血。月経以外の性器からの出血で，子宮内膜からの出血をいう。性ホルモンの分泌異常で出血することが多い。

ギプス包帯法【――ほうたいほう】処 骨折などの治療で，患部を外から固定・保護する方法。ギプスシーネ固定，プラスチックキャストシーネ固定，ギプス固定などがある。

偽膜性腸炎【ぎまくせいちょうえん】病 第 3 世代セフェム系抗生物質が原因で起こる腸

炎で，血便が主とした症状である。多くの抗生物質を併用した場合に起こることが多い。

偽薬【ぎやく】般 →プラセボ

逆行性【ぎゃっこうせい】般 血流などに逆らうこと。自然の流れに逆らう方向。

逆行性腎盂造影検査法【ぎゃっこうせいじんうぞうえいけんさほう】検 経静脈で造影ができない時に膀胱鏡を利用して挿入した尿管カテーテルから造影剤を注入し，逆行的に造影する方法。

逆行性大動脈造影検査法【ぎゃっこうせいだいどうみゃくぞうえいけんさほう】検 大腿動脈や上腕動脈などから逆行性に大動脈にカテーテルを進め，造影しながら連続撮影装置で撮影を行う方法。大動脈や大動脈弁，分岐などを検査する。

逆行性腹部大動脈造影法【ぎゃっこうせいふくぶだいどうみゃくぞうえいほう】検 大腿動脈などから逆行性に腹部大動脈にカテーテルを進め，造影しながら連続撮影装置で撮影を行う方法。腹部大動脈をはじめ，腹部の主要血管や臓器疾患の診断を行う。

逆行性膀胱造影法【ぎゃっこうせいぼうこうぞうえいほう】検 尿道から逆行的に造影し，膀胱内外の病変や機能的変化をみる造影法。空気を用いた二重造影を行う方法もある。

嗅覚器【きゅうかくき】解 鼻腔上部の粘膜にある．外気中の揮発性物質のにおい刺激を受けとる感覚器である．→ p. 138，図16

球関節【きゅうかんせつ】解 関節の頭が半球形をなし，それを受ける側の関節端は関節窩となっている。最も自由度の大きい関節で，肩関節（上腕骨と肩甲骨）と股関節（大腿骨と寛骨）にみられる。

臼関節【きゅうかんせつ】解 寛骨と寛骨臼と大腿骨骨頭の間にできる関節で，球関節でも骨頭が寛骨臼に深く入り込んでいる．

吸収【きゅうしゅう】生 摂取した食物の栄養分が消化管内で分解され，粘膜上皮の細胞の膜を通して血管・血液中に入ることを吸収という。

急性肝炎【きゅうせいかんえん】病 肝炎ウイルスにはじめて感染した時に起こる急性の肝障害である。発熱，頭痛，食欲不振，嘔気などが主症状である。現在判明している肝炎ウイルスはA〜Eまでの5種類で，A型肝炎が最も多い。

急性間質性肺炎【きゅうせいかんしつせいはいえん】病 咳や発熱などの風邪の症状から，動いた時の呼吸困難で発病し，数日間で呼吸不全を起こす。呼吸管理やステロイド剤，免疫抑制剤による薬物療法がある。

急性障害【きゅうせいしょうがい】般 放射線による被曝で半数致死量から致死量程度の全身被曝により起こるもので，被曝線量の大小によりその重篤度は異なる。

急速静注腎盂造影法【きゅうそくじょうちゅうじんうぞうえいほう】[検] ＝RSIVP。一定量の造影剤を一般のIVPの場合よりも2～3倍の速度で注入し，1分ごとに撮影することにより両腎間の排泄機能の差をみる検査。

給付管理票【きゅうふかんりひょう】[法] ケアマネジャーが利用者ごとに，ケアプランに基づいて1か月の実際のサービスの利用状況を管理・記録したもの。国保連合会に提出され，サービス提供事業者からの介護給付費明細書と照合して支払が行われる。

橋【きょう】[解] 脳の一部で，上方の中脳，下方の延髄の間にあり，左右の小脳に挟まれ，前方に少しふくらんだ部分である。三叉（さんさ）・外転・顔面・内耳の4つの脳神経が出入りしている。→ p. 137，図14

仰臥位【ぎょうがい】[般] 上を向いて寝た姿勢。

胸郭【きょうかく】[解] 胸部の外郭をつくるかご状の骨格で，12個の胸椎（きょうつい），12対の肋骨（ろっこつ）および1個の胸骨からなり，胸部臓器の心臓・肺などの臓器を支え保護する。→ p. 126，127，図1，2

胸管【きょうかん】[解] 左上半身と左右下半身のリンパを集め，左鎖骨下静脈と左内頸静脈の合流する静脈角に注ぐ，太さ約5mmのリンパ管である。→ p. 131，図6

胸腔穿刺法【きょうくうせんしほう】[検][治] 胸腔ドレナージ法ともいう。胸腔内にたまった空気や液体を，診断や治療の目的で体外に排出する方法。胸部レントゲンや超音波検査などで胸腔内を観察しながら行う。

胸腔ドレナージ法【きょうくう——ほう】[処] →胸腔穿刺法

胸式呼吸【きょうしきこきゅう】[生] 肋間筋の運動により行う呼吸をいう。内肋間筋の収縮で肺の空気を鼻・口を通して体外に吐き出し，外肋間筋の収縮で鼻・口を通して体外から肺に空気を吸い込む。⇔腹式呼吸

狭心症【きょうしんしょう】[病] 心筋に血液が十分回らないことによって起こる胸の痛みを主とした症状で，原因は冠動脈の閉塞や狭窄による血流不足が多い。現在では内視鏡的な治療が確立している。

強制被保険者【きょうせいひほけんしゃ】[法] 5人以上の従業員を雇用する事業所（適用事業所）に正社員（職種によっては常勤職員ともいう）として勤務する場合に，強制的（自動的）に被保険者となる（強制被保険者）。しかし，アルバイトなどでも，正社員の1か月の所定労働日数（または時間数）の3/4以上を勤務する場合は強制被保険者となる。

胸腺【きょうせん】[解] 胸骨のすぐ後ろに位置するリンパ球（T細胞）からなる組織で，組織免疫に関係する。思春期以後は退縮して大部分が脂肪に置きかえられる。→ p. 131，図6

胸椎【きょうつい】[解] 胸椎は胸部の背側にあり，脊椎を構成する。上部の頸椎と下部の腰椎の間にある。12本の椎骨が積み重なってできている。肋骨と関節で連結している。→ p. 127，図2

強皮症【きょうひしょう】[病] →全身性硬化症

胸膜【きょうまく】[解] 肺の表面は光沢のある薄い漿膜(しょうまく)・上皮細胞層よりなる臓側胸膜と胸腔の内面をおおう壁側胸膜からなる。この二重の膜の内側を胸膜腔といい，少量の漿液を含む。以前は肋膜といわれた。→ p. 134，図10

胸膜腔【きょうまくくう】[解] →胸膜

許可病床数【きょかびょうしょうすう】[法] 入院患者1人が1ベッド(病床)を利用する。当該病院等が入院させることができる患者数の意味で理解できる。この病床数は，開設時およびその後の増減については都道府県知事の許可を受けなければならない(許可病床数)。病院等は勝手に病床数を増減できない(医療計画)。

局所麻酔法【きょくしょますいほう】[処] 末梢(まっしょう)神経に局所麻酔薬を入れて痛みの伝達を遮断する方法。脊椎麻酔，硬膜外麻酔，伝達麻酔，浸潤麻酔がある。

居宅介護サービス【きょたくかいご——】[法] 訪問介護や通所介護など在宅で受けられる介護サービスのこと。

居宅介護サービス計画【きょたくかいご——けいかく】[法] →ケアプラン

居宅介護サービス計画費【きょたくかいご——けいかくひ】[法] 要介護者等が指定居宅介護支援事業者の行うサービス(ケアプランの作成)を受けた時には，居宅介護(支援)サービス計画費の基準額の全額が支給される(現物給付)。

居宅介護サービス費【きょたくかいご——ひ】[法] 居宅で生活をする要介護者等が居宅介護(支援)サービスを利用した場合に，介護状態区分別の限度額内であれば，1割の自己負担で現物給付される。

居宅介護支援【きょたくかいごしえん】[法] ＝ケアマネジメント。ケアマネジャー(介護支援専門員)が利用者の希望や心身の状態，支給限度額などを考慮して介護サービス計画(ケアプラン)を作成し，指定サービス事業者との調整や給付管理などを行うこと。

居宅介護住宅改修費【きょたくかいごじゅうたくかいしゅうひ】[法] 居宅で生活をする要介護者等が，手すりの取付や段差の解消などの住宅改修を行った場合に，支給限度額内において改修費の9割が支給される。

居宅介護福祉用具購入費【きょたくかいごふくしようぐこうにゅうひ】[法] 居宅で生活をする要介護者等が，腰掛便座や入浴補助用具などの福祉用具(特定福祉用具)を購入した場合に，支給限度額内において購入費の9割が償還払いで支給される。

居宅療養管理指導【きょたくりょうようかんりしどう】法　居宅介護サービスの１つ。医師，歯科医師，薬剤師，管理栄養士または歯科衛生士が居宅を訪問し，診療上の管理や指導を行う。

ギラン・バレー症候群【──しょうこうぐん】病　四肢の運動麻痺，感覚障害などを引き起こし，重症の場合には肺炎や呼吸筋麻痺による呼吸不全を起こして，死亡する場合がある。

起立性調節障害【きりつせいちょうせつしょうがい】病　思春期前後の小児に特有の自律神経失調症の１つで，立ちくらみ，全身倦怠，頭痛，腹痛などが主な症状である。

筋【きん】解　収縮性のある筋線維（筋細胞）が集まってできたもので，収縮することにより，身体または身体の一部を運動させる働きがある。→ p. 128，129，図３，４

筋萎縮性側索硬化症【きんいしゅくせいそくさくこうかしょう】病　＝ALS。運動神経細胞（運動ニューロン）が侵され，筋肉がだんだんやせて力がなくなっていく進行性の神経疾患である。原因は不明で，感覚神経や自律神経など，他の系統の神経は侵されない。厚生労働省の特定疾患に指定されている難病の１つである。

緊急時被曝【きんきゅうじひばく】殷　事故や，事故処理や緊急時の調査の際に受ける異常被曝のこと。緊急作業時の線量限度は放射線業務従事者の年限度の２倍である。

緊急ペーシング【きんきゅう──】処　心拍数が１分間40以下の場合や心停止などが起こった時に，電極を静脈や体表面，食道などに入れて電気的ショックを心臓に行い，心臓の動き，働きを復元させる方法。

筋組織【きんそしき】解　収縮により身体の一部を運動させる組織。筋細胞の種類により，①骨格筋組織（横紋筋・随意筋），②心筋組織（横紋筋・不随意筋），③平滑筋組織（内臓筋・不随意筋）に分類される。

筋電図【きんでんず】検　筋線維が興奮して発生する活動電位を筋電計で記録したものである。針電極を筋肉に刺す方法と皮膚に電極を貼り付けて筋電図を取る方法がある。健康な人の安静時には筋電図波形はみられない。

【く】

グアナーゼ（GU）検　生化学検査。採血による。グアニンを脱アミノ化してキサンチンとアンモニアに分解する酵素で肝，腎，脳に多く分布する。血清中ではほとんどが肝臓由来のものである。肝疾患を反映する。

空床【くうしょう】殷　病院で，患者に使用されていないベッドをいう。

空腸【くうちょう】解　小腸の一部で，十二指腸，空腸，回腸と続く。空腸は小腸の胃側約2/5を占める部分で，通常腹腔の左上部分に位置する。内面は輪状ヒダと腸絨毛がよ

く発達し，栄養分・水分の大部分はここで吸収される。→ p. 134, 図11

クームス試験【──しけん】検 免疫学的検査。直接クームス試験と，間接クームス試験がある。輸血の際や血液型不適合妊娠の場合の検査。自己免疫性溶血性貧血で陽性となる。

軀幹【くかん】解 ＝体幹。身体のうち，頭と手足を除いた胴体部分をいう。

駆血帯【くけつたい】般 静脈血を採取する際に，採血部上方に巻きつけて静脈をふくれあがらせるために使うゴムひも。

組合員【くみあいいん】法 共済組合関係の医療保険では，加入者のことを組合員といい，保険料を掛け金というが，組合員は被保険者であり，呼び方の違いにすぎない。

組合管掌【くみあいかんしょう】法 サラリーマン・OLなどが加入する健康保険法の保険者の１つで，健康保険組合の組合員の保険を管掌するのが健康保険組合である。

クモ膜【──まく】解 脳と脊髄を包む３つの髄膜（梗膜，クモ膜，軟膜）の中間層をなす膜。

クモ膜下出血【──まくかしゅっけつ】病 クモ膜下腔内に出血し，血液が広がっている状態。脳動脈瘤，脳腫瘍，頭部外傷などが原因で起こる。突然の激しい頭痛が特徴で，同時に意識を失うこともある。

クラミジアＴ抗原【──こうげん】検 免疫学的検査。クラミジアは，哺乳動物，鳥類に感染する微生物（細菌の一種）である。

クリオグロブリン 検 本態性クリオグロブリン血症，続発性クリオグロブリン血症，マクログロブリン血症，膠原病，SLE，関節リウマチ，強皮病などで現れる。

グリコアルブミン（GA）検 生化学検査。採血による。ブドウ糖が非酵素的にアルブミンと結合したものである。1〜2週間の血糖状態を反映する。グリコヘモグロビンは120日の期間中の血糖状態を反映する。

クリティカルパス 般 ＝計画医療。クリニカルパスともいう。入院患者に対して，入院時オリエンテーション，検査，食事指導，退院指導など一連の治療，ケアの内容を日程表にまとめてあるもの。医療サービスのバラツキや遅れを少なくする目的で行う。

グループホーム 法 ＝認知症対応型共同生活介護。認知症のある要介護者に対して共同生活を営む住居において日常生活上の世話や機能訓練を行うことにより，利用者がその有する能力に応じ自立した日常生活を営むことができるようにするもの。

グルカゴン 生 膵臓のランゲルハンス島のα細胞から分泌されるホルモンで，肝臓でグリコーゲンの分解を促進し，血糖値を上昇させる。肝臓で脂肪分解を促進し，膵臓でのインスリンとソマトスタチンの分泌も促進する。

グルコース（G）検　生化学検査。採血による。エネルギー源の1つである。食事により消化管から吸収され，肝臓の代謝，筋肉や脂肪などの末端組織で利用される。血糖検査の1つで空腹時血糖（FBS）のこと。糖尿病の診断に用いる。

クレアチニン（Cr/CRE）検　生化学検査。採血または蓄尿による検査。筋肉細胞内で筋肉収縮のエネルギー源であるクレアチンリン酸の構成成分であるクレアチンから産生される代謝最終産物。血中クレアチニンは腎糸球体で容易に濾（ろ）過される。尿細管での再吸収・分泌はされない。尿中のクレアチニン排泄量は糸球体濾過率（GFR）を示す。糸球体腎炎，腎不全，うっ血性心不全などで高値となり，尿崩症や妊娠で低値となる。

クレアチン　検　生化学検査。採血または蓄尿による検査。筋肉収縮エネルギー源であるクレアチンリン酸の構成成分。肝でアミノ酸より合成され98％が筋肉に，一部は神経に分布する。クレアチンから産生される代謝最終産物がクレアチニンである。糸球体腎炎，腎不全などで上昇し，尿崩症，筋ジストロフィー，妊娠などで下降する。

クレアチンキナーゼ（CK）検　生化学検査。採血による。緊急時，急性心筋梗塞の診断に用いられる。

クロール（Cl）検　生化学検査。採血または蓄尿による検査。電解質の成分。食塩 NaCl として経口摂取される。大部分が細胞外液に存在し，浸透圧，酸・塩基平衡に関与する。

クローン病【——びょう】病　20歳前後の若年者に多い原因不明の炎症性の病気で，小腸，大腸などを中心に全ての消化管に発生する。腹痛，下痢，発熱，体重減少が主な症状で貧血や下血，血便などもある。厚生労働省の特定疾患に指定されている。

グロブリン　生　血液の約55％を占める液体成分が血漿（けっしょう）であり，そのうち10％を占める血漿タンパクの1つである。α，β，γ の3種あり α，β-グロブリンはホルモンなどの運搬にあたり，γ-グロブリンは免疫にあたる。

【け】

ケアプラン　法　＝居宅介護サービス計画。利用者の希望や心身の状態，支給限度額などを考慮し，利用するサービスの種類や内容，サービス事業者を選び，1か月に利用する回数などを定めた計画のこと。

ケアマネジメント　法　→居宅介護支援

ケアマネジャー　法　＝介護支援専門員。資格をもち，利用者の心身の状態等を考慮して，適切な在宅または施設サービスが利用できるようにケアプランの作成や，市町村・居宅サービス事業者・介護保険施設等との連絡調整，提供されたサービスの管理・

評価などを行う人。

計画医療【けいかくいりょう】般　→クリティカルパス

鶏眼【けいがん】病　魚の目ともいう。足底，足指の側面・背面など，骨などの硬い組織がある皮膚に圧迫・摩擦が繰り返し加わることによって生じる，皮膚が角質化したもの。

経管栄養法【けいかんえいようほう】処　鼻や胃にチューブを入れて直接栄養を補給する方法(経腸栄養法，経鼻栄養法)。鼻からの補給は1か月以内の短期的な場合に用いられることが多く，長期の場合は胃にチューブを入れる胃瘻（ろう）造設術を行うことが多い。

頸管無力症【けいかんむりょくしょう】病　妊娠中期に子宮頸管が開いて，適切な治療を行わないと流産または早産になる。治療は，頸管の縫縮(ほうしゅく)術を行う。

頸肩腕症候群【けいけんわんしょうこうぐん】病　頸や肩，上肢にしびれ，こりなどが出る病気で，原因不明の場合が多いが，長時間同じ姿勢で行う業務についている人が発病しやすいこともある。

脛骨【けいこつ】解　下腿の内側にある長くて太い骨。大腿骨の下にあり，体重を支える。上端は太く，広がり，内側は内側顆(か)，外側は外側顆，前部は脛骨粗面になる。骨体の断面は三角形で，下端には内側に内果(か，くるぶしのこと)がある。→ p.126，図1

形質細胞【けいしつさいぼう】解　免疫機能にあずかるリンパ球には，T細胞とB細胞がある。形質細胞は，特定の抗原が生体内に侵入して，B細胞が反応するとB細胞が分裂増殖するが，その最も成熟した段階の細胞で，細胞質が豊富で，核が偏り，プラズマ細胞ともいう。免疫抗体の大半を産生する。

経静脈性血管心臓造影検査【けいじょうみゃくせいけっかんしんぞうぞうえいけんさ】検　大伏在静脈あるいは肘正中皮静脈からカテーテルを挿入し，右心房，右心室などより心血管や大動脈を造影する方法。

経静脈性高カロリー輸液【けいじょうみゃくせいこう——ゆえき】治　→IVH

経静脈性腎盂造影検査【けいじょうみゃくせいじんうぞうえいけんさ】検　＝IVP。肘静脈から造影剤を入れ，腎実質を造影する方法。一般的にKUB（腹部写真）を実施前，3〜5分後，10〜15分後に撮影する。

経静脈性胆嚢胆管造影法【けいじょうみゃくせいたんのうたんかんぞうえいほう】検　＝IVC。肘静脈などの静脈から造影剤を注入し胆嚢・胆管を抽出し，撮影する方法。注入終了後30分，60分で撮影するが，90分，120分などの追加をすることもある。最近ではCTを組み合わせたDIC-CTが多い。

経静脈性尿路造影検査法【けいじょうみゃくせいにょうろぞうえいけんさほう】 検 ＝IVU。造影剤を静注し，腎臓，膀胱，尿路を造影する検査。腎では実質や輪郭，尿管では形態異常などが現れ，病変鑑別に用いられる。

経腸栄養法【けいちょうえいようほう】 処 →経管栄養法

頸椎【けいつい】 解 脊柱のうち，最上部にある 7 個の椎骨。横突起の内側に横突孔という孔があるが，これは他の椎骨にはない特徴。この孔を脳を栄養する椎骨動脈が通る。脳は，頸動脈管を通る内頸動脈でも栄養されている。腰部と同様に前彎（ぜんわん）している。→ p. 126, 図 1

経鼻栄養法【けいびえいようほう】 処 →経管栄養法

経皮経カテーテル抗癌剤動注法【けいひけい——こうがんざいどうちゅうほう】 治 抗癌剤投与方法の 1 つ。リザーバーという動注用器具を使用し血管内にカテーテルを留置して行う注入療法。カテーテルを留置することにより，少量の抗癌剤を間欠的，計画的に投与することが可能。

経皮経肝胆管ステント挿入術【けいひけいかんたんかん——そうにゅうじゅつ】 治 IVRの 1 つで，切除困難な悪性閉塞性黄疸などの症例に対し胆管の内腔を維持しつつ減黄をする方法。ステントを留置することによって持続的に緩やかに管腔を維持することができる。

経皮経肝胆管ドレナージ法【けいひけいかんたんかん——ほう】 治 閉塞性黄疸の治療のため，超音波装置を用いて胆管にチューブを挿入し，胆汁を体外に排出する。

経皮経肝胆道造影検査【けいひけいかんたんどうぞうえいけんさ】 検 ＝PTC。経皮的にエラスター針を肝内胆管に穿刺し，肝内胆管，総肝管，胆嚢を造影する方法。

経皮経肝胆道ドレナージ【けいひけいかんたんどう——】 治 ＝PTCD。IVR の 1 つで，総胆管の閉塞などで閉塞性黄疸が発生した時エコー下などで総胆管を穿刺し，ドレナージチューブを用い胆汁を管外に誘導し黄疸を減少させるための方法。

経皮経肝胆嚢ドレナージ【けいひけいかんたんのう——】 治 ＝PTBD。閉塞性黄疸の時，胆嚢に経皮経肝的にカテーテルを注入することにより胆汁の排泄を図ること。即効性があり非常に有効である。

経皮的マイクロウェーブ壊死凝固療法【けいひてき——えしぎょうこりょうほう】 治 ＝PMCT。マイクロ波照射による熱凝固により経皮的に腫瘍を壊死させる方法。周囲に胆管・胆嚢といった重要臓器がなく，適用となる腫瘍は 3 cm である。

経皮的エタノール注入療法【けいひてき——ちゅうにゅうりょうほう】 治 ＝PEIT。原発性肝細胞癌・転移性肝癌などに用いられる。局所麻酔後，エコーで観察しながら細長い針を用いて腫瘍あるいは腫瘍血管を穿刺し，エタノールを注入する方法。

経皮的カテーテル心筋焼灼術【けいひてき——しんきんしょうしゃくじゅつ】治 IVRの1つで，不整脈の治療に用いられている。特殊なカテーテルを用い先端を心臓に進め，異常自動能をする部位をみつけカテーテル先端から高周波電流を流し生体組織を一部小さく焼き切る（焼灼）方法。

経皮経カテーテル動脈塞栓術【けいひてき——どうみゃくそくせんじゅつ】治 IVRの1つで，手術の出血防止のため，また腫瘍の栄養血管血流遮断のためなど，目的血管を塞栓物質により塞栓させる血管造影手技。

経皮的冠動脈形成術【けいひてきかんどうみゃくけいせいじゅつ】治 ＝PTCA。IVRの1つで，拡張用バルーンカテーテルを挿入し，冠動脈の狭窄部や閉塞部までカテーテルを進め，血管腔を拡張し，血流を開通する方法。

経皮的経管的冠動脈血栓溶解療法【けいひてきけいかんてきかんどうみゃくけっせんようかいりょうほう】検 ＝PTCR。IVRの1つで，閉塞している冠動脈にカテーテルを用いて血栓溶解剤を注入し，血栓を溶解除去する方法。

経皮的経肝的門脈造影法【けいひてきけいかんてきもんみゃくぞうえいほう】検 ＝PTP。門脈を造影する検査の1つ。皮膚表面より肝内の門脈枝を穿刺して細いカテーテルを進め造影剤を注入，門脈系を造影する。静脈瘤やその供給路を診断したり，門脈圧を測定する。

経皮的血管形成術【けいひてきけっかんけいせいじゅつ】治 ＝PTA。IVRの1つで，PTA用バルーンカテーテルを用いて血管内腔を押し広げ，血栓溶解剤を投与することにより血管狭窄症や閉塞症の治療を行うもの。

経皮的腎砕石術【けいひてきじんさいせきじゅつ】治 ＝PNL。尿路結石の治療法の1つ。腎臓に直接細い管を通し，内視鏡や各種砕石装置を組み合わせて結石を摘出する方法。腎臓内の比較的大きな結石で行われ，体外衝撃波砕石術（ESWL）との組み合わせで治療することもある。

経皮的腎瘻造設術【けいひてきじんろうぞうせつじゅつ】治 ＝PNS。尿路で行われるIVRの1つで，腫瘍や結石などの原因により膀胱に流れることができなくなった尿を体外からエコー下などの方法で直接腎盂に針を刺し，カテーテルを留置することにより，尿を体外に排出する方法。

経皮的胆嚢ドレナージ【けいひてきたんのう——】治 ＝PTGBD。IVRの1つで，PTGBDは胆嚢炎や胆管炎，あるいは総胆管や乳頭部の閉塞による黄疸の治療に用いる方法。PTCDと同様にエコー下などでドレナージチューブを胆嚢に挿入しドレナージする。

経皮的バルーン冠動脈形成術【けいひてき——かんどうみゃくけいせいじゅつ】治 ＝

PTCA。カテーテルを使って冠動脈の閉塞・狭窄などの病気を治療する方法で，大腿動脈からカテーテルにバルーン（風船）がついたものを挿入し，詰まった血管や狭くなった血管を押し広げる。

痙攣【けいれん】病　全身または身体の一部分で起こる筋肉の収縮作用である。痙攣が持続すれば，呼吸障害により脳に酸素が行かない低酸素状態などを引き起こす恐れがある。

ケースワーカー般　生活上の問題をかかえた人たちの話を詳しく聞き，福祉関係の法律，制度に関する知識および人権感覚をもって，相談にのり，問題の解決を図る社会福祉の専門家。

劇症肝炎【げきしょうかんえん】病　急性肝炎のうち，肝細胞機能障害の指標であるプロトロンビン時間が40％以下のものをいう。ウイルスによる場合と薬剤による場合がある。短期間で昏睡状態に陥る。厚生労働省の特定疾患に指定されている。

劇薬【げきやく】般　ヒトまたは動物の身体に摂取・吸収され，または外用された場合に，蓄積作用が強い，薬理作用が激しいなどのため，人または動物の機能に危害を与えるおそれのある医薬品であって，劇性の強いものとして厚生大臣が指定する医薬品である。

下血【げけつ】病　大腸癌，痔，大腸ポリープなどで出血するのが下血である。

血圧【けつあつ】生　血管内壁に対する血液の圧力をいう。大動脈で最も高く，末梢に行くに従い低くなる。普通，上腕部で測定される。心臓の収縮期（最大血圧）と弛緩期（最小血圧）で表現される。

血液【けつえき】生　動物の血管内を循環している体液。有形（血球）成分の赤血球・白血球・血小板と，液体成分の血漿からなる。体内各部への酸素や栄養分を補給，二酸化炭素や老廃物を除去，抗体による生体防衛，体温の維持などの働きがある。血球は主に骨髄でつくられる。

血液型【けつえきがた】生　血液の赤血球中の凝集原と血漿中の凝集素の性質によって血液の型が分類される。人の血清を用いて凝集反応を検査，赤血球の抗原の種類によって，人の血液にはABO型（A，AB，B，Oの4型），MN型，Rh型などの型がある。

血液凝固【けつえきぎょうこ】生　血管が傷つくと，血小板が集まり，血栓をつくって応急的に止血すると同時に血液凝固物質を放出する。これが引き金となり段階を踏んで線維素原が線維素となり，網状構造をつくり止血する。

血液浄化法【けつえきじょうかほう】治　血液の量や質の異常を濾（ろ）過や吸着することにより取り除く治療方法。血液透析や腹膜透析，血漿交換法などがある。腎不全や

肝不全に用いられることが多い。

血液透析【けつえきとうせき】治　→血液浄化法

結核予防法【けっかくよぼうほう】公費　結核の予防および結核の患者に対する適正な医療の普及を図ることを目的としている。診療費の公費負担や予防のための検診，感染予防の観点からの従業禁止・命令入所などについて定めている。

血管【けっかん】解　身体の各部に物質を運搬する脈管系の1つをなす管。他はリンパ管系である。血管には動脈と静脈があり，両者は末梢（まっしょう）で毛細管でつながる。血管壁は内側から内膜，中膜，外膜よりなる。→ p. 130，図5

血管栓塞術【けっかんせんそくじゅつ】治　血管内に塞栓物質を詰めて，血流を遮断する治療法。

血管塞栓術【けっかんそくせんじゅつ】治　主として動脈にカテーテルを挿入し，血流を遮断して行う治療方法。脳神経，頭部，肺，肝臓，消化管などの癌や出血，動脈瘤（りゅう）などの場合に用いられる。

血管内視鏡【けっかんないしきょう】検　血管内に特殊な内視鏡を入れ，内視鏡下で血管表面を観察する。

血管内超音波【けっかんないちょうおんぱ】検　＝IVUS。血管内に特殊なプローブを入れ，血管壁や血管径などを超音波により観察する。

血気胸【けつききょう】病　胸腔内に血や空気がたまることをいう。外的な衝撃によることが多いが，中心静脈カテーテル挿入などの合併症として起こることもある。治療方法としては，穿刺による排気や胸腔内にカテーテルを入れて持続的に吸引する方法，開胸手術などがある。

月経【げっけい】生　思春期以後の女性で，排卵された卵子が受精し着床しなかった時，肥厚・充血していた子宮粘膜の機能層が平均28日ごとに剥離して，数日間持続して出血すること。

結合組織【けつごうそしき】解　身体や臓器，管腔内のそれぞれの表面に出ず，組織や器官の間隙を埋めている組織である。線維が密に配列する密性結合組織，線維がまばらな疎性結合組織があり，前者には真皮や腱，靭帯（じんたい），後者には皮下組織と粘膜下組織がある。

血色素【けっしきそ】検　→ヘモグロビン

血漿【けっしょう】生　血液から血球を除いた液体成分で，90％が水，タンパク質（アルブミン，グロブリンなど）・無機塩類・糖分・脂肪・窒素化合物などの他，老廃物・ホルモン・抗体なども含む。細胞の浸透圧やpHを一定に保つ働きをする。

血小板【けっしょうばん】生　血球中最も小さい，円盤状の核をもたない細胞で，血液1

mm³中に20〜50万個ある。血液を凝固させて止血する作用がある。栓球ともいう。

血小板数（Plt）【けっしょうばん】検　末梢血一般検査。直径3〜4μmの核をもたない血球である。止血機能に関与し，末梢血1μl中の数で算出される。出血や血栓形成に影響を及ぼす。

血漿レニン活性（PRK）【けっしょう——かっせい】検　内分泌学的検査。30分の安静仰臥の後，採血する。レニンとレニン基質とを一定時間反応させて生じるアンギオテンシンを測定するもの。

血清【けっせい】生　血液を放置して凝固させた際に，血餅（けっぺい）から分離してくる透明な淡黄色の液体。血漿からフィブリノーゲン（線維素原）を除いた成分に等しい。

血清アルブミン（Alb/ALB）【けっせい——】検　生化学検査。採血による。アルブミンは，①血漿膠質（こうしつ）浸透圧力の保持，②各種の物質と結合し運搬に関与している。血清アルブミンの減少は，ネフローゼ症候群や重症肝障害を示す。

血清総タンパク（TP）【けっせいそう——】検　生化学検査。採血による。血清（血漿）タンパクすべての総称。血中のタンパク成分は，微量で不安定なものを含めると100種類に及ぶ。高値で，脱水状態，免疫グロブリンの増加，慢性感染症，膠原（こうげん）病，慢性肝炎，多発性骨髄腫を示す。

血清タンパク分画【けっせい——ぶんかく】検　生化学検査。採血による。閉塞性黄疸，胆汁うっ滞など，肝胆道系疾患の指標となる。アイソザイム検査もある。

血栓【けっせん】症　血管内で生じた血液の凝固の結果できた血のかたまり。これが血管に詰まって血流を妨げ，種々の障害を起こす。

血栓溶解療法【けっせんようかいりょうほう】治　急性心筋梗塞の初期治療として，カテーテルを使って冠動脈の詰まったところや狭くなった所に薬剤を注入し，血栓を溶かす方法。

血中尿素窒素（BUN）【けっちゅうにょうそちっそ】検　生化学検査。採血による。経口的に摂取したタンパク質や組織タンパク質の最終産物のアンモニアから生成され，タンパク代謝の終末産物である。尿素は糸球体で濾（ろ）過されるが，受動的に尿細管で再吸収される。糸球体で濾過が少ないと再吸収量が増加する。濾過された量の10〜20％のみが排泄（糸球体で濾過が多量の場合は50〜70％が排泄）される。脱水症，重症心不全，消化管出血，アシドーシス，腎疾患で高値となり，中毒性肝炎，劇症肝炎，肝硬変の末期，尿崩症で低値となる。

結腸【けっちょう】解　盲腸と直腸の間の大腸の主要部分で，上行，横行，下行，S字状結腸の4つに区分される。→ p.134，図11

血沈【けっちん】検 →赤血球沈降速度

血糖【けっとう】生 血糖は，空腹時に 70〜100 mg/dl に維持されているが，食後に上昇する。血糖値が高くなると膵臓からのインスリン分泌が増加して低下し，血糖値が低くなると副腎髄質からアドレナリン，膵臓からグルカゴンの分泌が増加して上昇させる。

血餅【けっぺい】生 血液が凝固してできる暗赤色のゼリー状のかたまり。血漿（けっしょう）中のフィブリノーゲンが線維状の不溶性のフィブリンに変わり，血球と絡み合って沈殿したもの。

結膜【けつまく】解 眼球の前面（角膜の部は除く）とまぶたの裏をおおう無色透明の薄い粘膜。眼瞼（がんけん）結膜と眼球結膜とがある。→ p. 138, 図 17

結膜炎【けつまくえん】病 結膜に生じる炎症で，細菌やウイルスによる感染，アレルギーや化学物質による刺激などが原因である。

血友病【けつゆうびょう】病 遺伝性で，血液を凝固させる因子がない疾患をいう。関節内，筋肉内，皮下出血，鼻出血，口腔内などでの出血が多い。かつては成人期までの成長が難しかったが，現在では治療法も進歩し，延命効果が顕著である。

血流イメージング【けつりゅう──】検 放射性同位元素（RI）検査において，標識赤血球を静注し臓器の血行動態や分布を検査する方法。もしくは MRI 検査において特殊なパルス系列を用いて血流像を得る方法。

血流測定【けつりゅうそくてい】検 血流量（血流速度）とは単位時間当たりに通過する血液の容積であり，これを放射性同位元素（RI）検査の解析や ROI（関心領域）の設定により算出する方法。

ケトン体【──たい】生 脂肪酸やアミノ酸の不完全分解産物で，アセト酢酸，3-ハイドロキシ酪酸，アセトンの総称である。

腱【けん】解 筋肉は，中央が膨らみ両端が細くなって骨につくが，腱は両端部で細くなって，線維が密に配列した結合組織の部分。よく似た組織に靱帯（じんたい）があるが，靱帯は間に筋肉がなく骨と骨とをつなぐ。

肩甲骨【けんこうこつ】解 上肢が体幹を支えとして運動するため上肢と体幹の連結の役目をなし，逆三角形をした扁平な骨で，背中の上部にある。上縁，内側縁，外側縁の 3 辺と上角，下角，外側角の 3 角がある。上腕骨と肩関節をなす。→ p. 127, 図 2

言語療法士【げんごりょうほうし】般 ＝ST。言語・音声・聴覚障害児（者）の診断や治療，すなわち言語感覚機能の獲得・維持・回復を図り，コミュニケーション能力や生活の質を高め，患者と家族社会の仲介者としての役割を行う専門職。

犬歯【けんし】[解] 上下の歯列の中央から数えて第3番目に生え，牙状にとがっている。歯根は単一円錐形で，最長の歯である。

腱鞘【けんしょう】[解] 四肢に分布する筋の腱を包む鞘(さや)状の結合組織。中に滑液を入れて腱運動を円滑にさせる。

健常者【けんじょうしゃ】[般] 障害などをもたない人のこと。障害者とは，身体的，知的，または精神的な障害があり，そのために日常生活が一定以上の制限を受ける状態にある人のことをいうが，そういう状態ではない人。⇔障害者

剣状突起【けんじょうとっき】[解] 胸部前面にある細長くて扁平な骨が胸骨で，胸骨は上から胸骨柄，胸骨体，剣状突起の3部からなり，胸骨の最下端部をいう。剣状突起はみぞおちの直上部で，内側に心臓がある。→ p. 126，図1

減点査定【げんてんさてい】[法] 保険医療機関のレセプト(診療報酬明細書)の提出を受けた支払基金または国保連合会は，そのレセプト(診療報酬明細書)内容を審査し，保険診療として認めないとする処分決定をいう。

原発性免疫不全症候群【げんぱつせいめんえきふぜんしょうこうぐん】[病] 細菌やウイルスに対する防御システムのどこかに先天的な欠陥があるために，感染しやすい状態になることをいう。厚生労働省の特定疾患に指定されている。

現病歴【げんびょうれき】[般] 現在の病気の発病から今までの症状の経過。

現物給付(現金給付)【げんぶつきゅうふ】[法] 保険給付には現物給付と現金給付がある。療養の給付(保険診療)では保険者が給付(負担)し，その3割を被保険者が負担するが，その7割(これを標準報酬という)は保険者が給付(負担)するので被保険者は支払わずして受ける(これを現物給付を受けるという)ことができる。これに対し現金給付は保険者より被保険者に対して現金により直接支払われる保険給付であり，これには，高額療養費，傷病手当金，出産育児一時金，埋葬料などがある。

肩峰【けんぽう】[解] 肩甲骨の一部で，外端から上腕骨の上方に突出した部分。肩峰に続いて肩甲骨の背面上部で斜め外上方に走る肩甲棘(けんこうきょく)を触れる。肩峰と肩甲棘が合う角(肩峰角)は，上肢の長さをはかる基準点となる。→ p. 126，図1

【こ】

後遺症【こういしょう】[般] 疾患の急性症状が治癒(ちゆ)した後も残る症状，機能障害。

口蓋【こうがい】[解] 口腔の中の天井をなす部分。前方の約2/3を占める硬口蓋と，後方の筋性の軟口蓋からなる。→ p. 138，図16

高額介護サービス費【こうがくかいご——ひ】[法] 介護保険の在宅・施設サービスを利用

し、世帯の1か月における利用者負担額が所得区分ごとに一定の額を超える場合、その超えた額を高額介護サービス費として支給する制度。住宅改修、福祉用具購入費、施設での食事代の標準負担額などを除く介護サービスの利用者負担分が対象となる。

抗核抗体（ANA）【こうかくこうたい】検　免疫学的検査。SLE（全身性エリテマトーデス）などの膠原（こうげん）病で細胞核成分と反応する自己抗体である。糸球体腎炎、血管炎、SLEがわかる。

高額療養費【こうがくりょうようひ】法　保険診療において1か月の自己負担額が一定額を超えた場合、申請によりその超えた分について被保険者に対して払戻すという保険給付をいう。入院時食事療養費の標準負担額や保険外負担分を除く一部負担金が対象となる。

高額療養費の自己負担限度額【こうがくりょうようひのじこふたんげんどがく】法　＝高額療養費算定基準額のこと。所得区分ごとに、これを超えると高額療養費が支給されることになる1か月の自己負担の限度額。

高カリウム血症【こう――けっしょう】病　高カリウム血症は、カリウムが $5.0\ mEq/L$ 以上をいい、腎機能低下で起こる。

高カロリー輸液【こう――ゆえき】治　→中心静脈栄養

睾丸【こうがん】解　→精巣

交感神経【こうかんしんけい】解　副交感神経とともに、自律神経系を構成する神経で、脊柱の両側を走る幹から左右に出て、内臓（心臓、消化管など）や血管、汗腺などに分布。心臓の働きの促進、血管の収縮、胃腸の働きの抑制、瞳孔の散大などをつかさどる。

口腔【こうくう】解　消化管の入口で、口からのどまでの腔所。底部に舌、上方に口蓋、後方の咽頭（いんとう）に続く。→ p. 134, 図10

口腔ケア【こうくう――】般　口腔内を清潔にすることによって、虫歯や歯周病を予防し、口腔内細菌による二次感染（嚥下性肺炎、細菌性心内膜炎など）を予防するために行うケアのこと。広い意味では義歯の調整や手入れなどによって咀嚼（そしゃく）機能を回復させることなども含まれる。

高血圧症【こうけつあつしょう】病　高い血圧が持続して心臓や血管に慢性の圧力が長期間加わることにより、脳や心臓、腎臓、血管に障害を生じる。

抗血小板抗体【こうけっしょうばんこうたい】検　免疫血液学的検査の1つ。血小板特異原（HPA）に対する同種のおよび自己抗体の検出をする方法。抗血小板抗体は輸血や妊娠後に発生する同種抗体と特発性血小板減少性紫斑病（ITP）で検出される自己

抗体に大別される。

虹彩【こうさい】解　眼球壁の一部で，眼球壁は外膜，中膜，内膜の3枚からなり，虹彩は眼球血管膜である中膜内の前方にある。水晶体の前にあって円盤状に縁どり，瞳孔散大筋と瞳孔括約筋とで眼球に入る光量を調節する。→ p. 138，図17

交差適合試験【こうさてきごうしけん】検　輸血の際に，患者の血液と輸血する血液を混合して，ABO式，Rh式とも適合するかを調べる検査。

高脂血症【こうしけっしょう】病　血液中の脂質（コレステロール，トリグリセリドなど）が異常に増加した状態をいう。甲状腺機能低下症，糖尿病，ネフローゼ症候群といった疾患や遺伝的要素でも発病する。

恒常性【こうじょうせい】生　＝ホメオスタシス。生体は約30兆の細胞からなり，細胞は細胞外液に浸っていて，細胞外液の電解質組成，ガス組成，pH，浸透圧などの物理的・化学的諸性質が外部環境の変化にもかかわらず安定に保たれている。この安定に保たれる仕組みを恒常性という。

甲状腺【こうじょうせん】解　喉頭(こうとう)の下方と気管の前方にある蝶形の内分泌腺。甲状腺ホルモン，サイ(チ)ロキシンを分泌して物質代謝を促し，身体の成熟を促進させる。

甲状腺機能亢進症【こうじょうせんきのうこうしんしょう】病　甲状腺ホルモンが多量につくられて，血液中の甲状腺ホルモンが増加し体内の代謝バランスが崩れる疾患で，バセドウ病がその代表的なものである。

甲状腺機能低下症【こうじょうせんきのうていかしょう】病　甲状腺ホルモンの分泌障害によって起こる疾患で，甲状腺炎，甲状腺腫瘍などがその原因である。

甲状腺刺激ホルモン（TSH）【こうじょうせんしげき――】検　内分泌学的検査。採血による。下垂体前葉から分泌され視床下部-下垂体-甲状腺系の調節に重要な役割を担っている。異常値は甲状腺疾患を疑う。

甲状腺シンチグラフィー【こうじょうせん――】検　甲状腺に集積する放射性同位元素（RI）を投与し，集積具合によって機能や病変を診断する検査法。

甲状腺摂取率シンチグラフィー【こうじょうせんせっしゅりつ――】検　核医学検査の1つ。123-Iカプセルを使用し，摂取率を3時間後，24時間後に測定する。甲状腺中毒症や甲状腺機能低下症などの鑑別診断に用いられる。

向精神薬【こうせいしんやく】治　中枢神経に作用して精神疾患を治療する薬物。次のように大別される。1)抗精神薬：覚醒水準を低下させ，活動亢進や幻覚などを改善。2)抗うつ薬：抑うつ気分を改善。3)抗不安薬：不安感や緊張感を軽減。4)精神刺激薬：気分を高揚。他に抗てんかん薬，睡眠薬，抗パーキンソン病薬など。

抗体【こうたい】生 生体に侵入した微生物などの異物に対抗して生体がつくる物質。作用としては異物を沈殿または凝集させて無毒化したり，あるいは溶解してマクロファージの食作用を受けやすくする。

抗DNA抗体【こう——こうたい】検 抗ds-DNA抗体はSLE（全身性エリテマトーデス）の診断補助，経過観察に重要である。

後天性免疫不全症候群【こうてんせいめんえきふぜんしょうこうぐん】病 →エイズ

喉頭【こうとう】解 気道の一部であると共に，発声器の一部。上は咽頭(いんとう)に，下は気管に連なる部分。軟骨に囲まれており，声帯がある。→ p. 134, 図10

高度先進医療【こうどせんしんいりょう】法 高度先進医療は保険診療として原則扱えない。しかし厚生労働大臣が告示で承認するものについては，特定療養費の対象となる。なお，保険診療を担う医療機関を保険医療機関というが，この高度先進医療を担う保険医療機関を特定承認保険医療機関という。

更年期障害【こうねんきしょうがい】病 更年期に，卵巣機能の低下や，社会環境，個人の気質などが複雑に作用して起こる多種多様な症状をいう。顔・上半身のほてり，頭痛，不眠，憂うつなどが多い。

広背筋【こうはいきん】解 背部の表層にあり，胸椎・腰椎ならびに仙骨・腸骨・下位肋骨から起こり，上腕骨の上部に至る三角形の板状の筋で，上腕を臍の方向に引いたり，背部へまわすように働く。→ p. 129, 図4

高分解能X線CT検査【こうぶんかいのう——せん——けんさ】検 肺びまん性疾患や聴覚器など，微細な構造・疾患を観察できるよう，空間分解能を高めたCT撮影法。

硬膜【こうまく】解 脳と脊髄をおおう膜を髄膜といい，3層からなるが，その最外層で骨に付着している厚い膜。内外2葉からなり，外葉は骨膜に相当する。脊髄硬膜では2葉にはっきりと分かれるが，脳硬膜では1枚に融合している。

肛門【こうもん】解 消化管の終わりで大便の出口部分。直腸の末端で便の排出を調整する肛門括約筋がある。→ p. 134, 図11

肛門周囲膿瘍【こうもんしゅういのうよう】病 →痔

抗利尿ホルモン（ADH）【こうりにょう——】検 ＝バソプレシン，バゾプレッシン。腎臓の集合管で水の再吸収を促進して尿量を減らすホルモン。視床下部の後葉から分泌される。塩辛いものを食べると血漿(けっしょう)の浸透圧が上昇し，視床下部の浸透圧受容器が感知して，バソプレシンを分泌し体内のNa$^+$量を一定に保つように調節される。最近では感度の高いADH測定法の開発により健常者と尿崩症患者の鑑別が容易になった。

股関節【こかんせつ】解 寛骨(かんこつ)の寛骨臼(きゅう)と大腿骨頭との間の臼状関節

で，寛骨臼の周縁部に付着した関節唇で深くなった一種の球関節。深い分，脱臼しにくく安定しているが，肩関節より可動域が狭い。主な運動としては，屈伸，内・外転である。→ p. 127, 図2

呼気【こき】生　息を吸うことと，吐くことのうち吐く方の空気。吸う方は吸気という。吸気の組成は空気と同じで酸素が21％，二酸化炭素が0.03％であり，呼気ではそれぞれ16％，4％と，酸素が減り，二酸化炭素が増加している。

呼吸器系【こきゅうきけい】解　鼻，咽頭，気管，気管支，肺などの器官の総称である。空気を取り入れる気道（鼻腔〜細気管支）とガス交換（酸素と二酸化炭素を交換）する呼吸部（細気管支，肺胞嚢，肺胞）に分けられる。→ p. 134, 図10

呼吸窮迫症候群【こきゅうきゅうはくしょうこうぐん】病　＝呼吸促迫症候群。低出生体重児にみられる病気で，出生後数時間以内に多呼吸，チアノーゼなどが現れ，全身の浮腫（むくみ）や尿が出にくくなることもある。

呼吸気量【こきゅうきりょう】生　換気量ともいう。呼吸で肺に出入りする空気の量のこと。1回呼吸気量は，個人差はあるが通常平静時500 cm³程度である。

呼吸数【こきゅうすう】生　一定時間あたりの呼吸回数のこと。一般成人で1分間に15〜20回程度が標準である。

呼吸促迫症候群【こきゅうそくはくしょうこうぐん】病　→呼吸窮迫症候群

呼吸中枢【こきゅうちゅうすう】生　延髄にある，呼息時に活動する呼息中枢と吸息時に活動する吸息中枢をあわせて呼吸中枢という。ここで，安静時の律動的な呼吸リズムがつくられ，激しい運動に際しては活動を高めるなど呼吸の調節が行われる。

告示【こくじ】法　診療報酬の算定方法，保険薬剤，材料価格基準などは厚生労働大臣による告示により定められ，実質的に医療機関および患者はそれらに拘束され，保険診療が行われるため，この場合には，法律，政令，省令などを補充するものとなっている。

極低出生体重児【ごくていしゅっせいたいじゅうじ】病　出生体重が1,500 g未満の新生児を極低出生体重児といい，そのうち，1,000グラム未満の新生児を超低出生体重児という。

国保連合会【こくほれんごうかい】法　正式名称は「国民健康保険団体連合会」といい，主に，保険医療機関の提出を受けたレセプト（国保関係）を審査し，保険者より受けた診療報酬を保険医療機関に支払う業務を担当する，いわば保険者代行機関（第三者機関）をいう。

国民健康保険団体連合会【こくみんけんこうほけんだんたいれんごうかい】法　国民健康保険の保険者から委託を受けて診療報酬の請求内容の審査と支払いを行っている団

体。診療費のうち患者負担分を除いた診療報酬は医療機関からこの審査・支払機関を通して保険者に請求され，支払いが行われる。

五十肩【ごじゅうかた】病 特に原因がなく，50歳代によく起こる肩関節の動きの障害。痛みや肩が動かしにくいといった症状が出る。薬物やホットパック，肩関節の固定などで治療する。

戸籍事項の無料証明【こせきじこうのむりょうしょうめい】法 市町村長は，保険者または保険給付を受けるべき者に対して，被保険者または被保険者であった者の戸籍に関し，無料で証明を行うことができる。

骨塩定量測定【こつえんていりょうそくてい】検 ＝BMS。骨中ミネラル含有量をX線とファントム（幻影）を用いて測定する検査。骨塩定量装置やCTを用いて，腰椎などから求める。

骨化【こつか】解 骨の形成をいい，2つある。軟骨内骨化は軟骨で原形がつくられ，これが骨に置き換わる。もう1つは，膜内骨化で，線維性結合組織の中で直接，骨がつくられる。長さ方向に長くなるのは骨端での軟骨内骨化で，太さ方向に太くなるのは骨膜下で膜内骨化である。

骨格筋【こっかくきん】解 全身の骨格に分布している筋肉で，横紋のみられる横紋筋である。運動神経によって支配されており，自分の意志で動かすことができる随意筋である。→p. 128, 129, 図3, 4

骨格組織【こっかくそしき】解 骨，軟骨，靱帯で構成され，骨と軟骨が関節で自由に動くように連結され，靱帯が補強する。身体の支柱をなす。

骨質【こつしつ】解 緻密質と海綿質で形成される骨組織。緻密質は骨の外層にあり，海綿質は内層にみられる。単位面積あたりの骨質量のことを骨密度という。

骨シンチグラフィー【こつ──】検 核医学検査の1つ。体内でハイドロキシアパタイトに高率に集積する放射性同位元素（RI）を用いる。骨腫瘍や骨転移，骨折など骨疾患の診断，観察に優れている。

骨髄【こつずい】解 胸や腰の骨の中心部にある海綿状（ゼリー状）の組織で，赤色髄（細胞髄）と黄色髄（脂肪髄）がある。赤色髄には白血球，赤血球，血小板などの血球を産生する造血機能がある。

骨髄炎【こつずいえん】病 ＝化膿性関節炎。骨髄や関節に細菌が侵入し，炎症を起こす病気。抗生物質の投与やギプス固定を行うが，1～2日で症状が治まらない場合には，切開し膿を出すことも必要である。

骨髄穿刺法【こつずいせんしほう】検 骨髄液を採取して，血液が体内でつくられている状態を検査する方法。血液疾患の診断・治療効果の確認に不可欠な検査である。

骨粗鬆症【こつそしょうしょう】病　骨密度の減少により骨がもろくなる疾患で，70歳以上に多い老人性と，50〜70歳の閉経女性に多い閉経後骨粗鬆症がある。

骨端【こったん】解　上肢や下肢にみられる，長くて伸びた長骨の両端のふくらんだ部分をいう。体幹から近い骨端を骨底，遠い骨端を骨頭ともいう。

骨盤【こつばん】解　左右の寛骨，第5腰椎，仙骨と尾骨により構成される。骨盤内臓器（直腸，膀胱，子宮など）をおさめている。左右の寛骨は，前方では恥骨結合で結ばれ，後方では仙骨と結合されている。→ p. 126，127，図1，2

骨盤位【こつばんい】病　逆児（さかご）のこと。胎児の臀部が母体の下方にある状態の胎児の位置を骨盤位という。妊娠後期には胎児が自己回転し正常位に戻ることが多いが，分娩の5％くらいは骨盤位のままのものがある。

骨盤内血管造影検査法【こつばんないけっかんぞうえいけんさほう】検　逆行性骨盤動脈造影法，セルジンガー法で行う。大腿動脈から腹部大動脈を経て総腸骨動脈分岐上部に造影剤を注入，連続的に撮影する。

骨膜【こつまく】解　骨の周囲にある膜状の組織で，骨を保護し，骨の成長や再生に必要な栄養を供給している。

鼓膜【こまく】解　外耳道の奥で，外耳と中耳の境目にある薄い膜で直径が約1cmの円形，前下方に傾き，中心部が奥にへこんでいる。外耳道から入ってきた音波に振動して，音を振動として耳小骨のツチ骨に伝える。→ p. 139，図18

コメディカルスタッフ般　パラメディカルスタッフともいう。医療機関で働く医師・看護師以外の医療従事者で，薬剤師・歯科衛生士・理学療法士・作業療法士などをいう。

雇用保険【こようほけん】法　週20時間以上勤務する者については，正社員またはアルバイトを問わず，雇用保険の被保険者となり，一定の条件を満たすことで，失業手当などの受給者となる。

コリンエステラーゼ（ChE）検　生化学検査。採血による。コリンエステラーゼは，肝で合成されるタンパクで，肝障害でその合成が障害され血中活性が減少するのが特徴。すなわちコリンエステラーゼはタンパク代謝を反映し，血清アルブミン濃度と肝細胞変性の程度とよく相関する。またリポタンパクとも相関し脂質代謝異常をきたす疾患では上昇する。高値で，ネフローゼ症候群，脂肪肝，糖尿病，甲状腺機能亢進症を，低値で，肝硬変，急性肝疾患や，薬物中毒症の存在を示す。

五類感染症【ごるいかんせんしょう】般　国が感染症の発生動向の調査を行い，その結果などに基づいて必要な情報を公開することによって蔓延（まんえん）を防止すべき感染症。インフルエンザ，風疹，麻疹，水痘など40余りの疾患が指定されている。

ゴルジ装置【——そうち】〖解〗 ゴルジ体ともいう。人体をつくっている細胞の内部にある細胞小器官の1つで，形は幾重にも重なった扁平な袋の集合である。機能としては，細胞外から摂取した物質や細胞内で分泌されるタンパク質性物質などを貯蔵したり濃縮する働きと，細胞外に排出する働きがある。

コルチゾール〖検〗 内分泌学的検査。早朝安静時の採血による。コルチゾールは，副腎皮質球状帯から分泌されるグルココルチコイドの主要ホルモンである。異常値は視床下部-下垂体-副腎系の疾患を示す。

昏睡【こんすい】〖症〗 高度の意識障害の状態。完全に意識が失われ，眠りこみ，外から強い刺激を与えても反応しない。尿や便の失禁，瞳孔異常などもみられる。脳血管障害，てんかん，アルコールなどの中毒で起こる。

懇切丁寧【こんせつていねい】〖法〗 療養担当規則では，この規定に定められていないことについては，懇切丁寧に担当しなければならないとしている。

コンプライアンス〖般〗 ①医療安全の確保および諸法の違反事例を防止し，法令や自主行動基準等を遵守すること。②患者が医療従事者の治療方針に従い，その指示を守ること。特に，指示どおりに服薬するかどうかを，「コンプライアンスが良い，悪い」というように使う。

コンプロマイズドホスト〖般〗 →易感染性患者

【さ】

サーズ〖病〗 →重症急性呼吸器症候群

サービス提供票【——ていきょうひょう】〖法〗 ケアマネジャーがケアプランをもとに作成し，サービス提供事業者に交付する利用者ごとの1か月間のサービス提供予定表。具体的なサービス内容や日時が一覧表の形にして記載されている。これに基づいて利用者へのサービスの提供が行われる。

サービス利用票【——りようひょう】〖法〗 ケアマネジャーがケアプランをもとに作成し，利用者に交付する1か月間のサービス提供予定表。具体的なサービス内容や日時が一覧表の形で記載されていて，実際の利用状況も記入するようになっている

座位【ざい】〖般〗 座った姿勢。

細菌性髄膜炎【さいきんせいずいまくえん】〖病〗 大腸菌やインフルエンザ菌により引き起こされる感染症で，発熱，頭痛，嘔吐，意識障害，痙攣(けいれん)などを主症状とする。

再審査請求【さいしんさせいきゅう】〖法〗 審査支払機関（支払基金，国保連合会）による診療報酬の査定や決定に対してその内容に不服のある医療機関や保険者が再審査を申

し出ることができる制度。

再生不良性貧血【さいせいふりょうせいひんけつ】病　骨髄中にある血をつくるための細胞が少なくなり，血球を作る機能が低下する。原因は不明の場合が多い。厚生労働省の特定疾患に指定されている難病の1つである。

在宅酸素療法【ざいたくさんそりょうほう】処　＝HOT。慢性呼吸不全患者が在宅でも安心して酸素投与が受けられる方法。酸素濃縮器や液体酸素タンクを自宅などに設置したり，携帯用の小型液体酸素容器などを用いて外出も容易となった。

サイトメガロウイルス感染症【——かんせんしょう】病　サイトメガロウイルスによって引き起こされる感染症で，健康な人が感染した場合には無症状のことが多いが，母児感染，免疫抑制剤使用例，癌患者など感染しやすい患者の場合は重症になることが多い。

サイトメガロウイルス抗体【——こうたい】検　ウイルス感染症検査。採血による。サイトメガロウイルス(CMV)は，初感染後体内に潜伏して免疫力低下で再活性化する。輸血や臓器移植などでの日和見(ひよりみ)感染が注目されている。先天性CMV感染（CCI）は巨細胞封入体症で知られている。

材料価格基準【ざいりょうかかくきじゅん】法　保険診療で使用できる保険材料を収載するものを，材料価格基準という。これにはその規格，その種類，単価などが書かれている。

サイロキシン（T_4）検　＝チロキシン。内分泌学的検査。採血による。妊娠で高値になるので，妊娠の有無を聞く。甲状腺で生成されるホルモン。増加で甲状腺機能亢進症，減少で甲状腺機能低下症など。

作業療法士【さぎょうりょうほうし】般　＝OT。医師の指示のもとで，心身に障害をもつ人，子どもに対し，日常生活動作をはじめ，手工芸，陶芸，木工，ゲームなどの作業活動を通して，社会に適応する諸機能の回復を図るため，訓練・指導および援助を行う専門職，コメディカル職種の1つ。

鎖骨【さこつ】解　首の下前にあって，胸骨と肩甲骨の肩峰とを結ぶ，S字状に曲がった骨。上肢が体幹より離れた位置で自由に安定した運動ができるように保持する働きをする。→ p. 126，図1

坐骨神経【ざこつしんけい】解　第4，5腰神経と第1～3仙骨神経からなっており，臀部(でんぶ)から大腿後面へ下降して，膝の裏で総腓骨(ひこつ)神経と脛骨(けいこつ)神経に分かれる。末梢(まっしょう)神経の中で最も太く長い神経である。→ p. 132，図7

左心室【さしんしつ】解　心臓の下部左側にある腔所で，大動脈を通じて動脈血を全身に

送り出す。→ p. 137，図 15

左心房【さしんぼう】[解]　心臓の上部左側にある腔所で，肺循環された動脈血が肺静脈を通して左心房に流れ込む。→ p. 133, 137, 図 9，15

嗄声【させい】[症]　声帯に病変があるため，音声の音色に異常が生じた状態。しわがれ声・かすれ声などのこと。

サマリー[般]　患者の入院時から退院時までの病歴（病気の経過）を要約したもの。

サルコイドーシス[病]　慢性で全身に発生する肉芽腫が特徴。肺に多く発生し，発熱，関節炎等を伴う原因不明の疾患。厚生労働省の特定疾患に指定されている。

三叉神経【さんさしんけい】[解]　頭部・顔面・歯肉・耳などの知覚をつかさどる神経で，3枝の眼神経，上顎神経，下顎神経からなっている（→ p. 132, 図 7）。

産褥【さんじょく】[生]　妊娠および分娩によって生じる性器や全身の変化が，妊娠前の状態に回復するまでをいう。その期間が産褥期。通常 6〜8 週間といわれる。または，妊産婦の寝床のこと。

3 親等内【さんしんとうない】[法]　被扶養者になれる親族の範囲に含まれるものとして 3 親等内の姻族がある。本人からみて配偶者の方の親族を姻族という。姻族では 3 親等までとされている。親等は 1 世代が 1 親等となる。たとえば兄弟は源を同じくする父母のところで合流するので 2 親等となる。

三尖弁【さんせんべん】[解]　心臓の右側の，右心房と右心室の間にあって血液が逆流するのを防ぐ働きがある。弁は，3 枚からなるので三尖弁と呼ばれ，柔軟で変形しやすいが，まわりを硬い組織で囲まれ，ひものような腱索（けんさく）で心室に引き止められている。→ p. 133, 137, 図 9，15

酸素投与法【さんそとうよほう】[処]　生命維持に必要な酸素が確保されない場合には，酸素投与が必要となる。方法としてはマスク，テントなどにより酸素のみ，酸素と空気を混合するなどがある。

三胚葉【さんはいよう】[解]　胚における細胞の層で，外胚葉・中胚葉・内胚葉からなる。人間の身体では発生の過程で三胚葉が現れ，さまざまな組織や器官が形成される。

三半規管【さんはんきかん】[解]　側頭骨中の内耳にある前庭器官の 1 つ。ほぼ直角に，前半規管，後半規管および外側半規管が交わり，それぞれにリンパで満たされ，膨大部稜中の有毛細胞でリンパの動きを感知して平衡感覚と加速度を感じる。→ p. 139, 図 18

三類感染症【さんるいかんせんしょう】[般]　感染力や罹患（りかん）した場合の重篤性など，総合的な視点からみた危険性は高くないが，特定の職業への就業によって感染症の集団発生を起こしうる感染症。腸管出血性大腸菌感染症（O 157 など）が指定されて

いる。

【し】

シアル酸（SIAL）【——さん】検　生化学検査。採血による。糖タンパク，糖脂質，糖ペプチドなどの構成成分である。癌や炎症性疾患の鑑別に有用。

C反応性タンパク定量（CRP）【しーはんのうせい——ていりょう】検　生化学検査。採血による。急性相反応タンパク。生体内組織の壊死および炎症でいち早く上昇するタンパクである。

シーベルト検　等価線量，線量当量についての単位。記号は Sv。

シェーグレン症候群【——しょうこうぐん】病　乾燥性の角結膜炎や慢性唾液腺炎が主な症状として現れる，自己免疫に異常が出る原因不明の疾患。40歳代の女性に多い。

視覚器【しかくき】解　光を受け入れる感覚器官で，眼窩内にある眼球からなる。→ p. 138, 図17

資格取得の時期【しかくしゅとくのじき】法　被保険者資格は原則として，適用事業所において最初に勤務した日，または当該事業所が適用事業所となった時に，被保険者資格を取得する（被保険者資格取得日）。

自覚症状【じかくしょうじょう】般　患者自身が感じている症状のこと。例えば痛みや体のだるさ，めまいなど。

資格喪失後の継続給付【しかくそうしつごのけいぞくきゅうふ】法　健康保険法（サラリーマン，OLなど）の被保険者本人であった人が，資格喪失の時点で診療を受けている傷病名の診療について資格喪失後も保険給付を受けることができる制度。平成15年4月から社会保険本人負担が3割となったことに伴って原則廃止。

資格喪失の時期【しかくそうしつのじき】法　被保険者資格は，死亡した時，退職または解雇などその適用事業所に使用されなくなった時などにおいて，その事実のあった翌日に資格を喪失する。

耳管【じかん】解　鼓室から咽頭壁をつなぐ扁平な管のこと。→ p. 138, 139, 図16, 18

磁気共鳴映像法【じききょうめいえいぞうほう】検　→ MRI

子宮【しきゅう】解　女性生殖器の一部で骨盤腔内の膀胱と直腸の間にある器官。受精卵を着床させ一定期間発育させる役割をなす。→ p. 136, 図13

子宮外妊娠【しきゅうがいにんしん】病　受精した卵子が子宮内腔以外の場所に着床して生育すること。卵管に着床する例が最も多い。卵管が破裂すると大量出血により危険な状態になることがある。

子宮筋腫【しきゅうきんしゅ】病　子宮内にできる良性腫瘍で，月経時の出血多量，月経

痛，貧血を伴う。大きさ，年齢，症状などにより薬物療法，手術療法を選択する。

支給限度額【しきゅうげんどがく】法 在宅サービスは要介護者等の要介護度（要支援から要介護5まで）ごとに保険給付の支給限度額が設定され，保険給付はこの限度額の範囲内で利用されたサービスについて行われる。

糸球体【しきゅうたい】解 腎臓の濾(ろ)過装置としての働きを担っているネフロンの一部で，ボーマン嚢(のう)と呼ばれる袋で包まれており，毛細血管が糸まり状になったもの。

子宮体癌【しきゅうたいがん】病 子宮体部の悪性腫瘍で，性器出血により発見されることが多い。閉経後の出血はこの疑いが強い。

子宮脱【しきゅうだつ】病 子宮が腟口から脱出する疾患で，多産婦，重労働の女性に起こりやすい。膀胱脱，直腸脱を伴うことが多い。

子宮内発育遅延【しきゅうないはついくちえん】病 妊娠週数に比較して胎児の発育が遅延している状態をいう。超音波検査による診断でかなり正確に胎児の発育状態を把握できるようになってきた。

子宮内膜症【しきゅうないまくしょう】病 子宮の内膜が子宮内腔以外の骨盤内で増殖する疾患。月経困難症，下腹部痛，腰痛など痛みを主とする症状があり，不妊との関係も大きい。

子宮復古不全【しきゅうふっこふぜん】病 産褥（さんじょく）期に子宮が十分に収縮せず，悪露（おろ）が長く続くことをいう。原因としては胎盤の一部残存，子宮内感染，分娩時異常出血などがある。

子宮卵管造影【しきゅうらんかんぞうえい】検 ＝HSG。子宮および卵管腔に造影剤を注入してX線撮影を行う検査。検査目的は子宮の形態，大きさ，卵管の疎通性，走行などの状態をみること。

指（趾）骨【しこつ】解 手と足にあり，それぞれ指をつくる骨をいう。3つの節よりなるが，母指のみ2節である。近い方から基節（きせつ）骨・中節骨・末節骨といい，母指には中節骨がない。→ p. 126，図1

四肢【しし】解 左右の上肢と左右の下肢をあわせた総称のこと。

四肢骨折牽引法【ししこっせつけんいんほう】処 四肢の骨折に対して，骨折した部位の安定性を保ち，関節運動を容易にするために行う治療方法。皮膚を介する場合と骨を介する場合がある。

事実上の婚姻関係【じじつじょうのこんいんかんけい】法 夫婦は当該男女の結婚意思の合致と，婚姻届（戸籍法）の提出受理により社会的に夫婦となるが，婚姻届を出さない夫婦については事実上の婚姻関係として，区別している。

視床下部【ししょうかぶ】[解] 間脳で，その前部にある。内臓をつくる平滑筋の働きと腺の分泌を調整しており，自律作用の最高中枢といわれる。体温，血糖値，細胞外体液量などの内部環境の恒常性を調節し，本能行動および情動行動の統合中枢でもある。→ p. 137，図 14

耳小骨【じしょうこつ】[解] 鼓室（こしつ）にある小形の骨で，槌（つち）骨・砧（きぬた）骨・鐙（あぶみ）骨の 3 骨から形成される。鼓膜の振動を内耳に伝える役割をなす。→ p. 139，図 18

施設介護サービス費【しせつかいご——ひ】[法] 要介護者が介護施設において，入浴・排泄・食事の介護，日常生活上の世話，機能訓練・健康管理，療養上の世話などを受けた場合に施設介護サービス費と食費から利用者負担分を差引いた分が現物給付される。

膝蓋骨【しつがいこつ】[解] 膝関節の前面にあり，逆三角形の扁平な骨である。上方の幅広い縁を膝蓋骨底といい，下方のとがった縁を膝蓋骨尖という。大腿四頭筋腱内にできた種子骨（しゅしこつ）である。→ p. 126，図 1

指定居宅介護サービス事業者【していきょたくかいご——じぎょうしゃ】[法] 所定の基準を満たし，都道府県の指定を受けて居宅介護サービスを提供する事業者。介護サービスの種類ごとに指定を受ける。

自賠責保険（自動車損害賠償責任保険）【じばいせきほけん】[法] 自動車損害賠償保障法の定めにより，交通事故の加害者の被害者に対する損害賠償を保障するために車の所有者に加入が強制されている保険。被害者の傷害，後遺障害，死亡による損害に対して一定範囲の保険金が支払われる。

支払基金【しはらいききん】[法] 社会保険診療報酬支払基金法による。正式名称は「社会保険診療報酬支払基金」といい，主に，保険医療機関の提出を受けたレセプト（社保関係）を審査し，保険者より受けた診療報酬を保険医療機関に支払う業務を担当する，いわば保険者代行機関（第三者機関）をいう。

自閉症【じへいしょう】[病] 発達障害の 1 つで，通常 3 歳までに現れる。社会性，コミュニケーション，限定された繰り返し行動などの障害により診断される。

脂肪肝【しぼうかん】[病] 肝臓の細胞中に，中性脂肪（トリグリセリド）が蓄積した状態をいう。原因は肥満，糖尿病，アルコールの多飲が多い。

死亡診断書【しぼうしんだんしょ】[般] 医師が患者の臨終に立会い，死亡を見届けた場合，またはその診療責任下で患者が死亡した場合に作成する文書。死亡した日時や場所，死因などが書かれており，法的に死亡を証明する文書で，役所への死亡届の提出に必要である。

社会保険【しゃかいほけん】殿　サラリーマン・OL などの労災保険，雇用保険，健康保険，厚生年金保険などをいう。

社会保険事務所【しゃかいほけんじむしょ】法　政府管掌保険の事務取り扱いの窓口となっている事務所をいう。

社会保険診療報酬支払基金【しゃかいほけんしんりょうほうしゅうしはらいききん】法　社会保険（職域保険）の保険者から委託を受けて診療報酬の請求内容の審査と支払いを行っている団体。診療費のうち患者負担分を除いた診療報酬は医療機関からこの審査・支払機関を通して保険者に請求され，支払いが行われる。

社会保険庁【しゃかいほけんちょう】法　わが国の社会保険の運営，管理を担う厚生労働省の外局組織をいう。各都道府県に社会保険事務局が設置され，その窓口として社会保険事務所が配置されている。

社会保障制度【しゃかいほしょうせいど】法　1950 年の社会保障制度審議会は社会保障制度とは，疾病，負傷，分娩，廃疾，死亡，老齢，失業，多子その他困窮の原因に対し，保険的方法または直接公の負担において経済保障の途を講じ，生活困窮に陥った者に対しては，国家扶助によって最低限度の生活を保障するとともに，公衆衛生および社会福祉の向上を図り，すべての国民が文化的社会の成員たるに値する生活を営むことができるようにすることをいう，としている。

尺骨【しゃくこつ】解　前腕にある 2 本の骨のうち，小指側にある骨。母指側には橈骨（とうこつ）がある。手に近い方が細い。→ p. 126，127，図 1，2

若年性関節リウマチ【じゃくねんせいかんせつ——】病　16 歳未満の小児に起こる慢性の原因不明の末梢（まっしょう）関節炎である。2 週間以上 39℃の熱が続くことがある。

遮蔽【しゃへい】検　放射線を何かの物質によって遮断することにより漏洩を防ぐこと。X 線では主に鉛を用いる。

修学中の被保険者【しゅうがくちゅうのひほけんしゃ】法　修学のため被保険者とは離れて生活しているなどの時は，被保険者証とは別に，遠隔地用の被保険者証（いわゆる「保険証」）の交付を，被保険者証とは別に受けることができる。

充血【じゅうけつ】症　炎症や外部刺激などが原因で，身体の局所の血管内で動脈血流量が異常に多くなる状態のこと。

重症急性呼吸器症候群【じゅうしょうきゅうせいこきゅうきしょうこうぐん】病　＝サーズ。SARS（severe acute respiratory syndrome）。1 類感染症。2002 年 11 月に中国で集団発生した。唾液の飛沫や体液による感染症で，原因菌は SARS コロナウイルス。潜伏期間は 2〜10 日である。38℃以上の高熱，激しい咳（せき），悪寒，頭痛

などの症状の後，3〜7日後に肺に水がたまったり，肺炎，低酸素血症に移行する。確立された治療法はなく，点滴，酸素吸入である。死亡率は約10％で，日本では，これまでのところ患者は確認されていない。

重症筋無力症【じゅうしょうきんむりょくしょう】病　眼の筋力や骨格筋への神経伝達経路が遮断されることによって発症する。瞼が落ちてきたり，嚥下（えんげ）障害，発語障害がみられる。厚生労働省の特定疾患に指定されている。

集中治療室【しゅうちゅうちりょうしつ】般　＝ICU。重症かつ緊急の患者を一箇所に収容し，熟練した医師・看護師が高度な医療機器・設備を用いて，連続・集中的管理下で看護・治療を行う施設・部門をいう。

17-OHCS【じゅうなな——】検　17-ヒドロキシコルチコステロイド。内分泌学的検査。24時間蓄尿による。副腎皮質からのコルチゾールとコルチゾンに由来する。肝臓で代謝され尿中に排泄される。Cushing症候群，肥満，異所性ＡＣＴＨ産生腫瘍で高値を，Addison病，下垂体機能低下症などで低値を示す。

十二指腸【じゅうにしちょう】解　小腸の中で胃幽門に続く部分で長さ約25〜30㎝（指12本を並べたぐらいの長さ）の腸管である。乳頭部分に総胆管や膵管が開口し，胆汁や膵液が送られる。→ p. 134，図11

終末期医療【しゅうまつきいりょう】般　→ターミナルケア

受給権の保護【じゅきゅうけんのほご】法　保険給付を受ける権利（受給権）は，譲り渡したり，担保にしたり，または差し押さえることができない。

手根骨【しゅこんこつ】解　手首にある8個の短い小骨で，4つずつ母指から小指に2列にならび，互いに靱帯でしっかり結ばれ，ほとんど動かない。全体として掌側にへこんだアーチ状をなし，内側に腱や血管を通す。→ p. 126，図1

手術承諾書【しゅじゅつしょうだくしょ】般　医師が患者に手術について説明するために，手術名や方法などが記された文書。医師は手術承諾書によって説明を行い，患者が承諾した場合に，患者または代理人が署名，捺印する。

主訴【しゅそ】般　患者の訴える症状の中で中心的な症状のこと。⇔副訴

腫脹【しゅちょう】症　身体の一部が腫れること。

出血【しゅっけつ】症　血液が血管の外に流れ出すこと。体外に流れ出る出血を外出血，体内に流れ出る出血を内出血という。

出血傾向【しゅっけつけいこう】症　血管の状態や血液の性状の変化によって，出血しやすく，止血しにくくなる状態をいう。原因は血管壁の異常，血小板数の減少，および凝固因子の欠損の3つに大別される。

出血時間【しゅっけつじかん】検　出血・凝固検査。出血が自然に止まるまでの時間。耳た

ぶに小さな傷をつけて 30 秒おきに濾（ろ）紙で吸い取り，血液が止まるまでの時間を測る。血小板の機能低下や毛細血管が弱い場合には時間が延長する。

出産育児一時金【しゅっさんいくじいちじきん】法 被保険者が分娩をした時に出生児一児ごとに一定額（現行 1 児につき 30 万円）を支給する保険給付をいう。

出産手当金【しゅっさんてあてきん】法 被保険者が出産のために就労できなかった場合の所得保障の目的で，出産の前後一定期間，原則分娩日より過去 42 日，分娩日翌日より 56 日の分について，標準報酬日額の 6 割が休んだ 1 日につき支給する保険給付をいう。なお，傷病手当金と重複する時（異常分娩）は，傷病手当金を優先して受ける。

出生証明書【しゅっせいしょうめいしょ】般 医師または助産師が分娩に立ち会い，出生した新生児が生産児（⇔死産児）である場合に作成する文書。出生した日時や場所，性別などが書かれている。役所への出生届の提出に必要である。

出生前診断【しゅっせいまえしんだん】般 出生前に胎児の異常や状態を診断すること。その中でも，主に遺伝性疾患に関する胎児診断をさす。子宮内の羊水を用いた羊水検査，胎盤になる絨毛を用いた絨毛検査，超音波映像による超音波診断，胎児の細胞を用いた遺伝子診断（受精卵診断）などに分けられる。

守秘義務【しゅひぎむ】法 医師など医療従事者が業務上知り得た患者の個人情報を他者に漏らしてはならないことで，身分法に規定されている。

腫瘍シンチグラフィー【しゅよう──】検 腫瘍に集積する放射性同位元素（RI）または放射性同位元素で標識した物質を被検者に投与し，シンチカメラで画像を得る検査。

腫瘍マーカー【しゅよう──】検 悪性腫瘍の診断の確定，または転帰の決定に用いられる。

シュワン鞘【──しょう】解 ＝神経鞘。神経細胞（ニューロン）は 1 本の長く延びた突起，すなわち軸索（じくさく）と数本の突起（樹状突起）をもつが，末梢（まっしょう）神経系の軸索を髄鞘（ずいしょう）が取り囲み，それをシュワン鞘が包む（まれに包まれない場合もある）。シュワン鞘は軸索を支持し代謝に関与する。

循環器系【じゅんかんきけい】解 身体全体に酸素や栄養などを運び，老廃物や二酸化炭素を回収する器官系のことで，心臓・血管・リンパ節・リンパ管・脾臓などの組織からなる。→ p. 133，図 8

消化管【しょうかかん】解 口腔から咽頭・食道・胃・小腸・大腸を経て肛門までの一連の管のことで，食物の消化・吸収を行う。→ p. 134，図 11

消化管穿孔【しょうかかんせんこう】病 穿孔とは「穴が開く」という意味で，胃や十二指腸，小腸・大腸などの消化管に何らかの原因で穴が開くことを消化管穿孔という。

急激な腹痛を伴い，手術が必要な場合が多い。

消化器系【しょうかきけい】解　食物の消化・吸収・排泄までをつかさどる器官の総称。消化管と唾液腺・肝臓・膵臓で構成される。→ p. 134, 図 11

上顎洞【じょうがくどう】解　上あごの骨の中にある空洞。副鼻腔の１つである。

消化腺【しょうかせん】解　消化液を分泌する器官で，唾液腺・肝臓・膵臓などがある。

松果体【しょうかたい】解　間脳（第三脳室）の後上部にある松かさ状で小豆大の器官。内分泌腺で性腺刺激ホルモンを抑制し，性的発育に関与するメラトニンを生成する。→ p. 137, 図 14

上行結腸【じょうこうけっちょう】解　大腸の大部分をなす結腸は，盲腸の上端の高さにあるが，回盲弁から直腸までをいうが，その結腸で右側の腹腔後壁を上行する部分。下行結腸と同様に間膜をもたず，壁側腹壁内にうずもれ横行結腸やS字状結腸のような移動性はない。→ p. 134, 図 11

上肢【じょうし】解　肩から肘までの上腕，肘から手首までの前腕それに手を含めた部位の総称。

硝子体【しょうしたい】解　眼の水晶体と網膜の間にある，透明なゼリー状の組織。成分は約90％が水分で，残りは微細線維とほんのわずかなタンパクおよびNaClである。→ p. 138, 図 17

上肢帯【じょうしたい】解　肩甲骨と鎖骨からなる上肢を支える骨格のこと。

硝子体混濁【しょうしたいこんだく】病　眼の硝子体はゼリー状の組織で，正常な状態では透明であるが炎症や出血により混濁することをいう。大量の場合は視力低下を起こす。

照射線量【しょうしゃせんりょう】検　空気中で光子により発生した正負のすべてのイオンが完全に止まるまでに生じた一方符号のイオンの全電荷を，空気体積で除した値。単位はC/kg。

照射野【しょうしゃや】検　X線を照射する範囲であり，照準のために通常は可視光により投影する。

小腸【しょうちょう】解　胃の幽門に続き，腹腔内を蛇行して右側の腸骨窩（か）で大腸に移行する腸管。長さ6～7m，直径は3～5cm程度で十二指腸，空腸，回腸に区分される。→ p. 134, 図 11

小児慢性特定疾患治療研究事業【しょうにまんせいとくていしっかんちりょうけんきゅうじぎょう】公費　小児の慢性疾患のうち治療が長期間にわたり医療費の負担も高額となる特定の疾患について，その疾患の研究を推進し，医療の確立，普及を促進すると共に患者の医療費の負担軽減を図る目的で実施されている。

小脳【しょうのう】[解]　後頭部の下方で橋や延髄の裏側にあり，平衡感覚，姿勢や歩行の調整をつかさどる中枢神経系の1つである。→ p. 137，図14

上皮小体【じょうひしょうたい】[解]　甲状腺の後方に左右二対ある米粒状の内分泌腺。副甲状腺ホルモンを分泌し，副甲状腺ともいう。

上皮組織【じょうひそしき】[解]　体表・体腔・器官・脈管などの内面をおおう細胞からなる組織。上皮細胞と基底膜で構成される。上皮組織のうち，分泌機能を営むものを腺という。

傷病手当金【しょうびょうてあてきん】[法]　3日間連続して休んだ日（待期）の4日目から1年6か月間の期間内において，同一傷病で休んだ日数に対して1日につき標準報酬日額の6割を支給する保険給付をいう。

静脈【じょうみゃく】[解]　心臓へ戻る血液を運ぶ血管のこと。内圧は小さく，弾性線維も少ない。逆流を防ぐための静脈弁が存在する。→ p. 130，図5

静脈内高カロリー輸液【じょうみゃくないこう——ゆえき】[般]　→中心静脈栄養〔法〕

睫毛【しょうもう】[解]　まぶたの縁に生えている毛。まつげのこと。→ p. 138，図17

上腕筋【じょうわんきん】[解]　上腕にある肘の屈曲に関与する筋肉。尺骨（しゃくこつ）に付着している。→ p. 128，図3

上腕骨【じょうわんこつ】[解]　上肢骨の中の自由上肢骨に分類され，肩から肘までの上腕にある管状骨のこと。→ p. 126，127，図1，2

ショートステイ[法]　＝①短期入所生活介護，②短期入所療養介護。居宅介護サービスの1つ。家族などの介護負担を一時的に軽減するため，要介護者等が短期間，介護老人福祉施設などで日常生活上の介護や機能訓練などのサービスを受ける。

職域保険【しょくいきほけん】[般]　サラリーマン・OLなどの場合は，勤務する事業所（会社）が適用を受ける健康保険に加入することから，この保険を職域保険ともいう。

褥瘡（褥創）【じょくそう】[症]　床ずれ。身体の一部に持続的な圧迫が加わって皮下の血液循環が阻害されることにより，皮膚および皮下組織が潰瘍や壊死（えし）などの障害を起こすこと。運動能力の低下や麻痺，感覚障害などにより自分で姿勢を変えることが困難な，衰弱した患者に発生することが多い。

褥瘡予防対策委員会【じょくそうよぼうたいさくいいんかい】[法]　入院患者の褥瘡（床ずれ）を予防するために，医師，看護師などによって，院内で組織された委員会をいう。この活動をしない（未実施）時，入院基本料の所定基本点数から減算となる。

食道【しょくどう】[解]　気管の後方にあり，咽頭に続き横隔膜を貫いて胃に移行する管。長さは約25 cmで蠕動（ぜんどう）運動によって食物を胃に運ぶ役割をなす。→ p. 134，図10，11

食道異物【しょくどういぶつ】症 食道内に異物が入ることをいう。子どもが誤って硬貨やボタン電池などを飲み込んだり，高齢者では魚の骨や入れ歯，薬のシートの飲み込みが多い。長時間放置すると食道内に炎症や潰瘍を起こす恐れがある。

食道癌【しょくどうがん】病 食道に発生する悪性腫瘍で，近年ヨード染色による内視鏡検査が普及し，早期発見が容易になってきた。

除細動【じょさいどう】処 ＝カウンターショック。「細動」とは心室細動や無脈性心室頻拍などで生じる特殊な不整脈で，心拍出が全くみられない心波形状態。除細動はそれを電気刺激を使って，心臓の動きを回復させて，正常な波形に戻すことをいう。

助産所【じょさんじょ】法 助産師が助産業務（病院または診療所において行うものを除く）を行う場所をいう。助産所は妊婦，産婦，褥婦10人以上の入所施設を有することはできない。

処方箋【しょほうせん】般 医師が患者に投薬するために，患者の氏名，性別，年齢，使用する薬品名，使用量，用法，調剤の方法，発行年月日および医師の氏名などを記した書類のこと。

自律神経【じりつしんけい】解 内臓，血管，汗腺などに分布しており，自己意志の影響を受けずに生体機能の調整を行う。交感神経と副交感神経があり，互いに拮抗（きっこう）しながら働いている。

腎盂【じんう】解 腎臓から尿管に接続する部分で，漏斗（ろうと）状になっている。腎臓で生成された尿が集まる所。→ p. 135，図12

腎盂腎炎【じんうじんえん】病 腎盂，腎杯の細菌感染により起こる。急性の場合は，突然の発熱，頻尿，排尿痛や嘔吐などがあり，慢性の場合には全身倦怠，食欲不振などがある。

心音【しんおん】生 心臓が拍動する時に，心臓の弁の閉鎖によって生じる音。

人格障害【じんかくしょうがい】病 →パーソナリティー障害

心カテーテル法【しん――ほう】検 X線透視下に末梢血管から大血管，心臓内にカテーテルを進めて，心血管造影などを行うこと。

新感染症【しんかんせんしょう】般 感染性の疾病であって，すでに知られている疾病と病状や治療の結果が明らかに異なり，蔓延（まんえん）すると国民の生命および健康に重大な影響を及ぼす恐れのあるもの。特定感染症指定医療機関での入院医療が原則となる。

心筋【しんきん】解 横紋筋からなる心臓壁をつくる筋層。また，自律神経によって機能する不随意筋でもある。

心筋炎【しんきんえん】病　ウイルスや細菌などの感染症により発症するものや，全身性疾患の一部として発症するものがある。発熱，咽頭痛，咳，下痢などの風邪の症状から胸痛，呼吸困難などを起こすウイルス性心筋症がある。

心筋血流シンチグラフィー【しんきんけつりゅう――】検　冠血流に比例して局所心筋に流れ込む放射性医薬品を投与し，心筋血流の分布を把握する検査。

心筋梗塞【しんきんこうそく】病　冠動脈の閉塞や狭窄によって起こる心筋の病気。長く持続する強い胸の痛みが主症状であるが，呼吸困難や嘔吐もある。心電図や血液中の酵素やタンパクの数値にて診断する。

真菌症【しんきんしょう】病　カンジダ症に代表される感染症で，免疫能力が落ちている時には発症しやすい。カンジダ症以外は，気道からの感染が多い。

心筋シンチグラフィー【しんきん――】検　心筋に集積する放射性医薬品を投与し，シンチカメラで画像を得る検査。

心筋トロポニンT（TnT）【しんきん――】検　内分泌学的検査。採血による。心筋構成成分であるため心筋の障害を特異的に反映する。

心筋パーフュージョン【しんきん――】検　心筋組織当たりに単位時間で通過していく血液の容積のこと。心筋灌流ともいう。

神経因性膀胱【しんけいいんせいぼうこう】病　尿を体外に排出する機能を調節している神経回路が障害を受け，円滑に排尿が行われない疾患。脳血管障害，糖尿病などさまざまな病気が原因となる。

神経系【しんけいけい】解　脳と脊髄からなる中枢神経および脳・脊髄神経・自律神経からなる末梢（まっしょう）神経で構成される。身体末梢で起こった刺激を中枢に伝達し，また中枢の興奮を身体末梢に伝達し反応させる役割をなす。→ p. 132, 図7

神経膠【しんけいこう】解　神経細胞を中枢神経系内で支持し，周囲の毛細血管との間の代謝に関与する細胞でグリア細胞とも呼ばれる。有害物質が血液より脳へ侵入するのを防ぐ血液脳関門を形成し，侵害を受けた神経細胞を修復するために分裂能力をもつ。

神経鞘【しんけいしょう】解　→シュワン鞘

神経組織【しんけいそしき】解　神経細胞（ニューロン）と神経膠（こう）細胞で構成される。神経細胞は細胞体・樹状突起・神経突起・神経線維からなる。

神経ブロック法【しんけい――ほう】治　神経に直接または神経の周囲に局所麻酔薬を入れて，神経伝達を止める方法。硬膜外ブロック，腕神経叢ブロックなどがある。

腎結石【じんけっせき】病　腎臓に結石がたまる疾患で，激しい痛みと血尿を伴う。尿管結石は疼痛に伴い自然に体外に出ることもある。体外からの衝撃波で結石を砕く治療

方法もある。

人工呼吸【じんこうこきゅう】処　→一次救命処置

進行性筋ジストロフィー【しんこうせいきん——】病　筋線維の変化，壊死（えし）を主とした遺伝性の疾患であり，進行性の筋力低下を伴う。

腎細胞癌【じんさいぼうがん】病　→腎腫瘍

審査請求【しんさせいきゅう】法　減点査定は行政処分であり，これに対する不服申し立て制度が審査請求である。

心室【しんしつ】解　心臓の下方を占める厚い筋肉でできている腔で，ヒトでは心室中隔によって左右に分けられている。右心室の血液を肺動脈へ，左心室の血液を大動脈へ送るポンプの役目をする。→ p. 133，137，図 8，9，15

心室中隔【しんしつちゅうかく】解　左右の心室の間にある隔壁。

腎腫瘍【じんしゅよう】病　腎癌。腎臓に起こる悪性腫瘍で，50 歳以上に多くみられる。現在は超音波検査機器の性能向上や，検診の充実で早期に発見され，治療も進んでいる。

尋常性白斑【じんじょうせいはくはん】病　後天性の色素低下症で，境界が明らかな白色の斑点が特徴。極めて難治性で，ステロイド外用剤の投与，紫外線療法，皮膚移植等の治療方法がある。

腎小体【じんしょうたい】解　毛細血管などが集まったまり状のかたまりである糸球体と，糸球体嚢(ボーマン嚢)からなる。毛細血管から血液中の不用な物質が濾（ろ）過され，老廃物が尿中へ排出される。

心身症【しんしんしょう】症　身体的な病気の中で，その原因が心理的，社会的なことに密接に関連しているものをいう。消化性潰瘍，摂食障害などがあげられる。

新生児黄疸【しんせいじおうだん】病　→新生児高ビリルビン血症

新生児仮死【しんせいじかし】病　子宮内から分娩により子宮外に出た時に，呼吸循環障害を起こし，さらに中枢神経障害，代謝障害を伴う新生児の疾患をいう。

新生児肝炎【しんせいじかんえん】病　胆汁が肝臓内にたまる病気で，乳児早期に起こる。黄疸，灰白色便，濃黄色尿などが特徴である。

新生児高ビリルビン血症【しんせいじこう——けっしょう】病　生後 24 時間以内の新生児に起こる黄疸で，ビリルビン値が高いものをいう。光線療法や重症の場合には，交換輸血を行う。

腎性貧血【じんせいひんけつ】病　腎臓の病気により起こる腎機能の異常もしくは腎機能不全により起こる貧血をいう。慢性腎不全，急性腎不全，ネフローゼ症候群に伴って起こる。

心臓【しんぞう】解　血液循環をするためのポンプのような役割をなす臓器。心膜に包まれており，左右の肺の間に位置する。大きさはおよそ握り拳ぐらいである。→ p. 133, 137，図 8, 9, 15

腎臓【じんぞう】解　腹腔の後上方で脊柱の両側にある左右一対の泌尿器官。そら豆状で大きさは約 10〜12 cm×5 cm で，重さは約 120〜130 g である。→ p. 130, 133, 135, 図 5, 8, 12

心臓カテーテル法【しんぞう——ほう】検　カテーテルを心室内に挿入し房圧，室圧，心拍出量などを測定する。また，カテーテルから造影剤を注入し心室，肺動脈の造影を行う。

心臓マッサージ【しんぞう——】処　→一次救命処置

靱帯【じんたい】解　骨格の各部分を結んでいる強い弾力性のある線維束の組織のこと。関節が滑らかに動くように働いたり，異常に動きすぎないよう制御したりする。

腎単位【じんたんい】解　ネフロンともいう。腎臓で尿を生成する機能および構造上の単位のこと。腎小体と尿細管で構成される。

診断書【しんだんしょ】般　主治医が患者または第三者の求めに応じて，患者の氏名などと共に病名や予後，治療に必要な期間などを記載した文書。

心タンポナーデ【しん——】症　何らかの原因で心膜腔内に多量の血液や滲出（しんしゅつ）液などの液体が貯留することによって，心臓が圧迫され，心拍出量が減少して全身の循環動態（どうたい）が障害された病態をいう。

シンチグラフィー検　放射性化合物を投与後，体内分布をシンチカメラ，シンチスキャナなどにより描出する検査。得られた画像をシンチグラムまたはイメージという。

陣痛【じんつう】症　分娩時に，不随意的に周期的に起こる子宮筋の収縮に伴う痛み。

心内膜【しんないまく】解　心臓の内腔をおおう膜で，扁平上皮細胞と結合組織からなる。

じん肺症【じんぱいしょう】病　粉じんを吸うことによって起こる疾患で，炭鉱や溶接作業等，長期に粉じんが多い職場で働くことによって起こることが多い。定期的な肺健康診断が必要である。

心肺蘇生【しんぱいそせい】処　心臓停止，呼吸停止のどちらかあるいは両方，またはそれに近い状態の患者に，対外的に呼吸・循環を回復・維持させるための種々の救命処置のこと。

心拍動数【しんはくどうすう】生　心臓の収縮期と拡張期をあわせた心臓周期の運動数。心拍動数と脈拍は同じ回数となる。成人で 60〜80 回程度が標準である。

腎不全【じんふぜん】病　急激に糸球体が腐敗物を濾（ろ）過する機能を低下させる疾患で，血清クレアチニンや尿素窒素の上昇により診断する。

心房【しんぼう】[解]　心臓の上方を占める心室壁よりやや薄い筋肉でできている心臓内の腔所。ヒトでは心房中隔により左心房・右心房に分けられる。左・右心房の血液は左・右の心室に流れる。→ p. 133, 137, 図 8, 9, 15

心房細動【しんぼうさいどう】[病]　不整脈の１つで，心房が痙攣（けいれん）することによって起こる。発作時には除細動（じょさいどう）を行い，薬物により心拍数をコントロールする。また血栓の予防も重要である。

心房中隔【しんぼうちゅうかく】[解]　左右の心房の間にある隔壁。

心膜【しんまく】[解]　心臓の表面をおおう二重構造の漿膜（しょうまく）。心嚢（しんのう）ともいう。

じん麻疹【じんましん】[病]　輪郭のはっきりした皮膚のふくらみで，かゆみが強い。多くは数十分から数時間で消えることが多い。原因は食物，ダニ，カビ，植物などでのアレルギー反応や，心因性の場合もある。

心マッサージ【しん──】[治]　心臓を直接または胸骨の上からマッサージし，心臓機能を補助する方法。

診療記録【しんりょうきろく】[般]　→カルテ

診療所【しんりょうじょ】[法]　医師または歯科医師が診療（医業）を行う場所であり，入院設備をもたない診療所（無床診療所）または 19 人まで入院させることができる診療所（有床診療所）に分けられる。一般に○○クリニック，△△医院などがこれにあたる。

診療情報管理士【しんりょうじょうほうかんりし】[般]　病院などの医療機関で，国際疾病分類（ICD）を用いて診療録（カルテ）を管理・分析，疾病統計を行い，診療報酬請求事務や治療へ活用するほか，医療や健康の質向上を図る医療専門職。

診療所の開設の届出【しんりょうじょのかいせつのとどけで】[法]　医師（臨床研修修了医師）が診療所を開設した時は，開設後 10 日以内に都道府県知事に届け出なければならない。

診療放射線技師【しんりょうほうしゃせんぎし】[般]　厚生労働大臣の免許を受け，医師または歯科医師の指示のもとに，放射線を人体に対して照射することを業とするもの。

診療報酬点数表【しんりょうほうしゅうてんすうひょう】[法]　健康保険法の定めに基づいて厚生労働大臣が告示形式で定めている。診療報酬点数算定はこの点数表に基づいて行われる。

診療録の提示【しんりょうろくのていじ】[法]　厚生労働大臣は，保険給付を行うにつき必要があると認める時は，医師等に対し，その行った診療等に関する診療録，帳簿書類等の提示を命じ，または当該職員に質問させることができる。

【す】

随意筋【ずいいきん】[解] 意志によって動かすことのできる筋肉のこと。脳脊髄神経で支配され，横紋筋からなる。逆に意思によって動かすことのできない筋肉を不随意筋という。

髄液検査【ずいえきけんさ】[検] 骨髄穿刺により髄液採取する。外観（透明状態，色調，綿状物，凝固物，沈殿物の有無など），pH，比重，細胞数，細胞種分類，総タンパク，グロブリン反応（Nonne-Apelt反応，Pandy反応，トリプトファン反応など）をみる。

膵炎【すいえん】[病] 膵臓の一過性の炎症であり，上腹部に激しい痛みを伴い，血中の膵臓酵素が上昇する。アルコールと胆石症が主な原因である。

水腎症【すいじんしょう】[病] 尿が正常に体外に排出されずにたまることによって引き起こされる腎盂・腎杯が大きくなる疾患である。尿路閉塞をもたらす全ての疾患が原因となるが，尿路結石が代表的である。

膵臓【すいぞう】[解] 胃の後方にある横細い臓器で後腹壁に付着して固定されている。長さは約15 cm，幅は約4〜5 cm，厚さは約2〜3 cm。アミラーゼなどの消化酵素を含む膵液を分泌する外分泌部とインスリンなどを分泌する内分泌部（ランゲルハンス島）で構成される。→ p. 134，図11

水痘・帯状疱疹ウイルス抗体【すいとう・たいじょうほうしん——こうたい】[検] ウイルス感染症検査。採血または髄液採取による。水痘は帯状疱疹ウイルス（VZV）の初感染。治癒後神経節に潜伏していたウイルスが再活性化したものが帯状疱疹である。10歳までにはほぼ陽性になる。時として致命的になることがある。

髄膜【ずいまく】[解] 脳と脊髄を包む3層の結合組織性皮膜。硬膜・クモ膜・軟膜で構成される。

髄膜炎【ずいまくえん】[病] 髄腔内に菌が入り感染が起こって炎症を起こす疾患で，ウイルス，細菌，結核菌，真菌等が原因菌である。早期に適切な治療が必要で，死亡や重篤な後遺症が残る場合がある。

睡眠時無呼吸症候群【すいみんじむこきゅうしょうこうぐん】[病] 上気道が狭いために呼吸気流がうまく通過できず，睡眠中に無呼吸を繰り返す病気。睡眠が分断されるため，日中に居眠りをし，社会生活に影響したり，事故の原因ともなる。

スクラッチテスト[検] I型アレルギー検査法の1つ。アレルゲンを含む診断液を，注射針で皮膚をひっかいたところにたらし，アレルギー反応が起こるかをみる。皮内反応に比べ感度は劣るが，アナフィラキシーの危険性は少ない。1回で多数のアレルゲ

ンを検査できる。

スタンダードプリコーション 般 ＝標準予防策。病院などで人から人への病原性微生物の感染（院内感染）を防止する隔離予防対策の1つ。感染症の有無にかかわらず，すべての患者に対して標準的に講じる感染対策。患者の汗を除く，①血液，②体液，③粘膜，④損傷した皮膚，を感染の可能性がある対象として，接触を最低限にするように，手洗い，手袋・マスク・ガウンなどの着用，器具，リネンなどの予防策を実践すること。他方，特に感染性疾患などの患者を対象とした対策を，感染経路別予防対策という。

ステント 治 管腔を保持するための鋳型状のものをさす。ステント自体のバネの力で拡張するものと，バルーンにより拡張するものがある。

ステント留置術【——りゅうちじゅつ】 治 冠動脈の詰まった所や狭くなった所にカテーテルを使って，ステントという器具を挿入しそのまま留置して，治療する方法。

ストーマ 処 腹部の手術で腸を切断し，吻合しない方がよい時や膀胱の手術をした場合に，その後腸内容物や尿の排泄のため，腹壁につくられた人工の排泄口。ストーマをもつ人をオストメイトという。

ストレッチャー 般 重症患者や手術する患者を横にしたまま移動させる，車輪付きの担架。

スワン・ガンツカテーテル留置法【——りゅうちほう】 治 →肺動脈カテーテル

【せ】

精液【せいえき】 解 男性生殖器でつくられる射精液のこと。粘りけのある混合液で主成分は精子である。

精液検査【せいえきけんさ】 検 外観（色調，性状，粘稠度，量など），精子の数，運動率，奇形率などにより不妊の原因を調べる。

生活の質【せいかつのしつ】 般 → QOL

生活保護法【せいかつほごほう】 公費 生活に困窮する人に対してその困窮の程度に応じて必要な保護を行い，最低限の生活を保障すると共にその自立を助けることを目的としている。生活扶助や医療扶助など8種類の保護が定められている。

精管【せいかん】 解 男性の生殖器で精巣から精子を精嚢（せいのう）に輸送し，尿道に開口する輸送管のこと。→ p. 136，図13

清潔区域【せいけつくいき】 般 病原菌などによる感染を防止するために隔離，消毒を徹底した区域のこと。清潔区域（手術室や無菌製剤室），準清潔区域（分娩室やICU）などをいう。区域への出入りに際しては手洗い，マスク，予防衣の着脱が必要。⇔

汚染（管理）区域

生検【せいけん】検 ＝バイオプシー。生体組織検査のこと。内視鏡下で臓器などの組織病変部の一部を切除・摘出し，病理組織学的に検査して癌かどうか確定診断をつけること。

精子【せいし】解 男性の生殖細胞で精巣内の精細管で生成される。染色体を含む頭部，ミトコンドリアを含む中間部，運動をする尾部から形成されるおたまじゃくし状の細胞のこと。

清拭【せいしき】般 体調や障害などによって入浴できない時に，体を清潔にし，血液の循環をよくするために，蒸しタオルなどで体の汚れを拭き取ること。

生殖器系【せいしょくきけい】解 種族を維持存続させる役割をもつ器官で，生殖腺・輸送管・付属腺からなる。→ p. 136，図 13

成人Ｔ細胞白血病【せいじんてぃーさいぼうはっけつびょう】病 成人に発病する白血病で，ヒトレトロウイルス，HTLV-Ⅰというウイルスが原因である。全身倦怠感，食欲不振，発熱，黄疸などが初期症状として出る。

精神保健福祉法（精神保健及び精神障害者福祉に関する法律）【せいしんほけんふくしほう】公費 精神障害者の医療および保護を行い，その社会復帰と自立の促進のために必要な援助を行うことを目的としている。診療費の公費負担や保護のための入院などについて定めている。

性腺【せいせん】解 男性では精巣，女性では卵巣のこと。生殖腺ともいう。

精巣【せいそう】解 ＝睾丸（こうがん）。精子を産生する生殖腺で，男性ホルモンを分泌する器官。陰嚢（いんのう）の中に左右一対でおさまっている。→ p. 136，図 13

生存権（憲法25条）【せいぞんけん】般 憲法第25条の人権規定は生存権規定とも呼ばれ，現在の社会保障制度をもたらした。

声帯【せいたい】解 喉頭の中央部の左右にあるＶ字型の粘膜状の発声器官のこと。呼気が通過して振動することにより声が出る。

声帯ポリープ【せいたい──】病 喫煙，炎症，声帯の酷使などが誘因となり，声帯にできる炎症性の腫瘤。症状としては声がかれることが多い。

正中神経【せいちゅうしんけい】解 肩から肘の内側を通って指に至る神経で，親指から薬指の一部までの動きをつかさどっている。→ p. 132，図 7

成長ホルモン（GH）【せいちょう──】検 内分泌学的検査。下垂体前葉の成長ホルモン分泌細胞から分泌されるペプチド性ホルモンである。日内変動がある。1日7〜8回の波状的分泌がみられる。

精嚢【せいのう】解 膀胱の底後壁に左右一対あり，精子を貯留し粘液を分泌することに

よって精液を形成する。→ p. 136，図 13

政府管掌【せいふかんしょう】法　サラリーマン・OL などが加入する健康保険法の保険者の 1 つで，健康保険組合の組合員でない被保険者の保険は政府が管掌する保険（政府管掌保険）に加入する。

成分栄養法【せいぶんえいようほう】処　→経管栄養法

成分輸血【せいぶんゆけつ】治　血液の各成分（赤血球，血小板，血漿）をそれぞれの患者の状態に応じて輸血することで，副作用の予防や血液の適正な使用という観点からも重要視されている。

生命の質【せいめいのしつ】般　→ QOL（p. 123）

声門【せいもん】解　首の前面の中央部，男ののどぼけとして突出している甲状軟骨内にあり，左右の声帯とその間の声帯裂をあわせた部分をいう。発声部分である。

生理食塩水【せいりしょくえんすい】般　体液と浸透性を等しくつくった食塩水である。濃度は約 0.85〜0.9％で，一般的には注射用薬剤の溶媒として使用する他，体外に摘出した器官や組織などを保存する時にも使用する。

セーレ　般　治療・処置時に医療器具として使用されるハサミ。

世界保健機関【せかいほけんきかん】般　→ WHO

セカンドオピニオン　般　病気の診断や治療に対して，主治医以外の他の医師の説明・意見などのこと。患者は，より納得した治療を受けることができる。

脊索【せきさく】解　脊椎動物で胎生期などに限って正中背側に頭部から尾部に走行する，棒状の神経支持組織。ほ乳類などでは脊椎に置き換わり，その痕跡に椎間円板の髄核として残る。

脊髄【せきずい】解　脊柱管内を縦走する中枢神経系の 1 つで，頸髄・胸髄・腰髄・仙髄・尾髄に分けられる。神経線維を主体とする白質におおわれて，中心部に神経細胞を主体とする灰白質（かいはくしつ）がある。→ p. 132，図 7

脊髄神経【せきずいしんけい】解　脊髄の前索と側索の間から出ている前根と，側索と後索から起こる後根がある。前根は運動神経，後根は感覚神経を伝達する。また前根と後根をあわせて 31 対（頸神経 8 対・胸神経 12 対・腰神経 5 対・仙骨神経 5 対・尾骨神経 1 対）に分けられる。→ p. 132，図 7

脊髄損傷【せきずいそんしょう】病　外部からの力により脊髄に傷を負うことをいう。四肢の機能や感覚の麻痺が起こることが多く，発症から短時間での治療が必要で，そのことが後遺症などに大きく影響する。

脊柱【せきちゅう】解　体幹の支柱で体重を支え，32〜34 個の椎骨が連結された骨格である。成人では，5 個の仙椎は癒合して 1 個の仙骨となり，3〜5 個の尾椎が全部また

は一部が癒合して尾骨となり，5種26個よりなる。→ p. 126, 127, 図1, 2

脊柱側弯症【せきちゅうそくわんしょう】病　脊椎が弯曲する疾患で，原因不明，先天性，原因疾患が明らかな場合がある。補正装具の装着や弯曲が大きい場合には手術も必要となる。

赤沈【せきちん】検　→赤血球沈降速度

脊椎圧迫骨折【せきついあっぱくこっせつ】病　高いところからの転落事故により起こりやすいが，骨がもろくなっている場合には外からの軽い力でも起こることがある。ギプスまたはコルセットでの固定を行う。

脊椎穿刺【せきついせんし】検　髄膜炎やクモ膜下出血時の診断などに行われる検査で，通常は太い穿刺針を用いて行われる。頭痛や脳ヘルニアといった合併症を起こすこともある。

脊椎分離・すべり症【せきついぶんり・すべりしょう】病　腰痛が主な症状で，第5腰椎が分離またはずれていることが最も多い。コルセットでの固定や薬物などでの治療が中心である。

セクレチン検　生化学検査。採血による。消化管ホルモンの1つである。水および重炭酸塩分泌を促進，胃・十二指腸の粘膜分泌および腸の血流を促進する。十二指腸潰瘍で高値を示す。

施術同意書【せじゅつどういしょ】法　保険医の同意（施術の同意書，療養担当規則）があれば，針灸などを受けた時に療養費の支給が受けられる。

世帯合算（高額療養費）【せたいがっさん】法　同一月に同一世帯で一定額以上の自己負担が複数あった場合に，それらを合算して自己負担限度額を超えた分が高額療養費として保険給付される。なお，同一世帯とは同じ家で生活をすることまでは求められず，生計の維持を受ける関係において判定する。

舌圧子【ぜつあつし】般　口腔や咽頭を観察する際に，のどの奥を見やすくするため，舌を押さえるのに用いる，へら状の医療器具。

赤血球数（RBC）【せっけっきゅうすう】検　末梢血一般検査。赤血球は直径7〜8μmで円形の中央が少しくぼんだ形の細胞である。主として酸素，二酸化炭素の運搬を担い，血漿のpH調節に関与している。細胞の中にヘモグロビン（血色素）を含み，ヘモグロビン（Hb），ヘマトクリット（Ht）などに関係する。減少で貧血を，増加では多血症を示す。

赤血球沈降速度（ESR）【せっけっきゅうちんこうそくど】検　＝赤沈，血沈。末梢血一般検査。1時間，2時間後の血球成分の沈降する速度をmmで表わす。異常の場合は，何らかの疾患の存在を示す。

鑷子【せっし】[殿] →ピンセット。治療・処置時に医療器具として使用される。

接触皮膚炎【せっしょくひふえん】[病] 外界に由来する物質（光，化粧品，植物，装身具，医薬品など）に接触することで起こる湿疹をいう。紅斑，腫れ，水疱，ただれといった症状が多い。

セルジンガー法【──ほう】[治] 経皮的にカテーテルを血管内に挿入するための方法。

セルロプラスミン（Cp/CER）[検] 生化学検査。採血による。炎症や組織の損傷において速やかに血中に増加する急性期反応タンパクの1つである。

線維化【せんいか】[症] 臓器の間質組織が線維芽細胞で置き換わり本来の性質を失う変化をいう。

前期破水【ぜんきはすい】[病] 分娩開始前に卵膜が破れてしまうことをいう。妊娠週数や子宮内感染の有無により治療方法が異なる。

穿刺液検査【せんしえきけんさ】[検] 炎症や癌，栄養障害などで多量に貯留する液（胸水，腹水，心嚢液など）を身体に針を刺して検査する。外観（色調，混濁の有無，凝固物，沈殿物の有無など），粘稠度，比重，Rivalta反応，細胞数，細胞分類，総タンパク濃度，グルコース定量などをみる。

全身性エリテマトーデス【ぜんしんせい──】[病] ＝SLE。免疫異常により起こる病気で，皮膚病変，多発関節炎，腎病変，中枢・末梢神経症状，心臓，肺，腎臓など全身に影響を及ぼす。厚生労働省の特定疾患に指定されている。

全身性硬化症【ぜんしんせいこうかしょう】[病] ＝強皮症。皮膚および内臓が線維化し，血管と免疫に異常が起こる原因不明の全身の疾患である。顔面や手足の皮膚が厚く硬くなり，消化管，肺，腎臓，心臓にも異常が起こる。

喘息【ぜんそく】[病] 何らかの原因物質により，呼吸困難などの発作が起きる。原因物質としてはペットの毛，ダニ，ハウスダストなどがある。原因物質を特定し，治療を行う。

専属薬剤師【せんぞくやくざいし】[法] 病院または医師が常時3人以上勤務する診療所にあっては，開設者は専属の薬剤師を置かなければならない。

前置胎盤【ぜんちたいばん】[病] 胎盤が内子宮口をおおってしまう病気で，出血を伴う。分娩は帝王切開で行うが，大量出血の危険性がある。

選定療養【せんていりょうよう】[法] 特定療養費の対象となる特別な医療サービス。この特別なサービスには，①特別の療養環境（差額ベッド），②歯科材料の差額，③200床以上の病院での患者選択による初診，再診，④患者の希望による予約，時間外診療，⑤薬剤，医療用具の治験，⑥患者の希望による180日超の長期入院，⑦薬事法承認，薬価基準収載前の医薬品の投与，などがある。

先天性股関節脱臼【せんてんせいこかんせつだっきゅう】病 出産前後に下肢が伸びたり，自由な運動が妨げられたり，それに関節のゆるみなどが加わって起こる。初期治療が重要で，それを怠ると生涯にわたって痛みや機能障害が起こることもある。

先天性心疾患【せんてんせいしんしっかん】病 先天性心疾患は心臓の奇形であるため，基本的には手術が中心となる。心房中核欠損症や心室中核欠損症，肺動脈弁狭窄症などがある。

喘鳴【ぜん(い)めい】症 痰(たん)などの異物が上気道に付着し気道を狭め，「ゼーゼー」「ヒューヒュー」という呼吸音のこと。気管支喘息などの疾患の症状としてみられる。

前立腺【ぜんりつせん】解 膀胱の下面，直腸の前面にあり，栗の実のほどの大きさの腺で，1本の尿道が上下方向に貫いている。分泌物はクエン酸やフォスファターゼなどの酵素を含み，精液特有の匂いを与える。→ p. 136，図13

前立腺癌【ぜんりつせんがん】病 前立腺の悪性腫瘍で，増加傾向にある。直腸指診，超音波検査，前立腺生検などを行い確定する。高齢者に多い。

前立腺肥大症【ぜんりつせんひだいしょう】病 尿道が圧迫されて，排尿がし難い，排尿した後も尿が残っている感じがするなどの症状が出る。特に治療を要しないこともあるが，腎機能が低下してきた場合には，手術療法も必要である。

前腕【ぜんわん】解 上腕，前腕，手の三部に分かれる上肢の一部で，上腕と前腕の移行部である肘より先で手の前までをいう。

【そ】

造影剤【ぞうえいざい】検 陽性造影剤(硫酸バリウム剤，有機ヨード剤)と陰性造影剤(空気，酸素，炭酸ガス，窒素ガス)がある。

造影剤副作用【ぞうえいざいふくさよう】検 造影剤，特に水溶性ヨード製剤の副作用はヨードに起因するもの（アレルギー症状），薬理作用によるもの（吐気，熱感），血液との一時的置換によるもの（チアノーゼ，眩暈）がある。検査前には造影剤に対するアレルギーの有無を確認する。

創外固定法【そうがいこていほう】処 皮膚から骨にピンやワイヤーを刺して骨の固定を行う方法。通常ピンやワイヤーを固定器に固定する。

総コレステロール【そう──】検 生化学検査。採血による。各種ステロイドホルモン(副腎皮質ホルモンや性ホルモン）および胆汁酸などの前駆物質として重要。虚血性心疾患の危険因子とされ，高コレステロール血症，動脈硬化に密に関連する。

早産【そうざん】病 妊娠22週〜37週未満の分娩をいう。低出生体重児（未熟児）が出生する原因となる。

総脂質（TL）【そうししつ】[検]　生化学検査。脂質の総称。コレステロール，中性脂肪，リン脂質などの総和。

総胆汁酸（TBA）【そうたんじゅうさん】[検]　生化学検査。空腹時採血による。胆汁酸は肝臓でコレステロールから生成される。食事刺激で十二指腸から排泄され大部分が回腸で吸収され，一部は腸内細菌により二次胆汁酸として吸収される。増加で肝疾患を疑う。

総鉄結合能（TIBC）【そうてつけつごうのう】[検]　生化学検査。採血による。血清鉄と不飽和鉄結合能の総和をいう。鉄欠乏性貧血の指標となる。

総ビリルビン（T-Bil）【そう──】[検]　生化学検査。採血による。ビリルビンはヒト胆汁の主要な色素である。ジアゾ色素に直接反応する直接ビリルビン（抱合型ビリルビン）と促進剤の添加により呈色する間接ビリルビン（非抱合型）を合わせた血中ビリルビンをいう。

僧帽弁【そうぼうべん】[解]　心臓の左心房と左心室の間にある房室弁のこと。2枚一組の二尖(せん)弁で，血液の逆流を防いでいる。→ p. 133, 137, 図9，15

側臥位【そくがい】[般]　横を向いて寝た姿勢のこと。右側臥位とは右側を下に横向きに寝た姿勢をいう。

足根骨【そくこんこつ】[解]　足首とかかとから形成される骨の総称のこと。距骨(きょこつ)・踵骨(しょうこつ)・舟状骨(しゅうじょうこつ)・楔状骨(けつじょうこつ)3個・立方骨(りっぽうこつ)の7個で構成されている。→ p. 126, 図1

側索【そくさく】[解]　脊髄は，中心部の灰白(かいはく)質と周囲の白質に分けられ，白質はさらに前索，側索，後索に分けられる。側索は後角から前外側溝に囲まれた部分。神経線維の束で，脳と末梢(まっしょう)を結ぶ神経路である。

塞栓【そくせん】[症]　血流またはリンパ液で運ばれ，血管またはリンパ管内をふさぐ血液またはリンパ液に不溶な物質。小脈管（血管またはリンパ管）に詰まり，その内腔をふさぐことを塞栓症という。血栓のほかに腫瘍塞栓，空気塞栓，脂肪塞栓などがある。

粟粒腫【ぞくりゅうしゅ】[病]　＝稗粒腫(はいりゅうしゅ)。ミリウム milium。眼の下から鼻，頬の上部に好発する。1〜2 mm径の円形，白色の硬い丘疹(きゅうしん：ブツブツ)。小児から成人に好発。乳児の場合，自然消滅する場合もあるが，成人では長く変化しないことが多い。痛みや熱などをもつはことない。治療は注射針で切開し，塊を排出する。

鼠径ヘルニア【そけい──】[病]　腹腔内臓器がヘルニア門から出てしまう病気で，ヘルニアの中で鼠径ヘルニアが最も多い。

咀嚼運動【そしゃくうんどう】[生] 下顎の運動で，口に入った食物をかみ砕き，唾液と混ぜ合わせる運動。前歯で食物を嚙み切り，奥歯ですり潰す運動からなり，頬や舌，唇が巧みに協調して行われる。

租税その他公課禁止【そぜいそのたこうかきんし】[法] 租税その他の公課は，保険給付として受けた金品を標準として，課すことはできない。医療費控除（所得税法）。

損害賠償請求権の代位【そんがいばいしょうせいきゅうけんのだいい】[法] 被害者の治療費は加害者が支払わなければならない。「第三者行為による傷病届」の手続きを経て，被害者自身の健康保険でその治療費を扱うことになった時，本来は加害者が支払うべき治療費を保険者が支払ったことになる（給付率相当分）。そこで，被害者の加害者に対する損害賠償を請求する権利を，保険者が被保険者（＝被害者）に代わって（代位して），その損害賠償請求権を行使することをいう。

【た】

ターミナルケア[般] ＝末期医療，終末期医療ともいう。いわゆる末期の患者に対して，生命・生活の質を重視する観点などから，身体的・精神的苦痛を和らげ，残された人生ができる限り質の高い豊かなものになるように，家族も含めて援助すること。または患者の臨終の場での看とりの意味で使われることもある。

体位変換【たいいへんかん】[般] ＝体位交換。ベッドで寝ている患者の身体の向きや姿勢を変えること。同じ姿勢で寝ていることによって起こる圧迫痛や循環障害を除き，褥瘡（じょくそう）の予防や患者の気分転換を図ることを目的として行う。

第1号被保険者【だいいちごうひほけんしゃ】[法] 介護保険の被保険者のうち65歳以上の人。市町村が保険料を徴収し，要介護または要支援と認定された場合に介護保険による給付が受けられる。

体位交換【たいいこうかん】[般] →体位変換。体交ともいう。

体外受精【たいがいじゅせい】[病] 成熟した卵胞より卵子を取り出し，体外にて精子と受精させ，分割卵を子宮内に移植し，妊娠を行わせる方法。

体幹【たいかん】[解] →軀幹

体腔【たいくう】[解] 体内の漿（しょう）膜でおおわれた腔所。胸膜でおおわれた胸腔と腹膜でおおわれた腹腔に大別され，胸腔と腹膜の境界に横隔膜がある。胸腔はさらに心膜でおおわれた心臓腔が区分される。

第三者行為による傷病届【だいさんしゃこういによるしょうびょうとどけ】[法] 第三者（他人）の行為が原因で負傷した時は（例 交通事故，暴行など），その治療費は第三者が支払うのが原則である。しかし，第三者が医療費を払えないとか，車によるひき

逃げ事故などの時は，その治療費を被害者本人が負担せざるをえない。このような特別の事情のある場合には，被害者自身の被保険者証による保険診療を受けることができる。そのためには被害者（被保険者）の保険者に対して「第三者行為による傷病届」の手続きをしなければならない。

胎児仮死【たいじかし】病 胎児が子宮内で呼吸ならびに循環機能が障害された状態をいう。妊娠高血圧症候群や分娩時に発生することが多い。

帯状疱疹【たいじょうほうしん】病 水痘にかかった後，水痘ウイルスや帯状疱疹ウイルスが再び活性化して起こる皮膚の病。紅い斑点や水泡が帯状に拡大，痛みを伴うが，2～3週間で治癒する。

退職後の継続給付【たいしょくごのけいぞくきゅうふ】法 退職により被保険者資格を喪失しても，継続して受けられる保険給付をいう。たとえば，退職後6か月以内において，その退職した被保険者が分娩した時に支給される出産育児一時金・出産手当金，および退職後3か月以内の死亡による埋葬料などがある。

体性神経【たいせいしんけい】解 機能的に運動と感覚をつかさどる神経。自分の意思で体の各部分を動かす働きをしており，主に骨格筋や感覚器に分布している。

大腿骨【だいたいこつ】解 身体の中で最大の管状骨で大腿にある自由下肢骨。上端は球状の股関節，下端は太い膝関節を形成する。→ p. 126, 127, 図1，2

大腿骨頸部骨折【だいたいこつけいぶこっせつ】病 大腿骨の細くなっている部分（頸部）の骨折で，高齢者の寝たきりの原因の1つとなる骨折である。高齢者の場合は転倒による発生が最も多い。

大腸【だいちょう】解 消化管で，盲腸から肛門まで1.5～1.8mある。特徴は結腸ヒモ，結腸膨起（ぼうき），腹膜垂（ふくまくすい）である。盲腸・結腸（上行結腸，横行結腸，下行結腸，S字状結腸）・直腸の三部に区分される。水分の吸収と排便を行う。→ p. 134, 図11

大腸ポリープ【だいちょう――】病 大腸の粘膜に，起こる隆起性の変化である。原則として良性の場合をいい，悪性は含まない。中には悪性化する可能性のあるものもあるので，大きなものや出血などの症状がある場合には，内視鏡的に切除する。

大動脈【だいどうみゃく】解 左心室の上にある大動脈弁を出た所（大動脈口）から上行してUターンし，第4腰椎の高さで総腸骨動脈などに分かれるまでの部分。太くて（約3cm）壁が分厚い。上行大動脈，大動脈弓，下行大動脈に分けられる。→ p. 130, 133, 図5，8

大動脈内バルーンパンピング法【だいどうみゃくない――ほう】治 ＝IABP。大腿動脈に特殊なカテーテルを入れて，心臓による体内循環を補う方法。心筋梗塞や心臓手

術後，重症心筋炎などの場合に行われる。

大動脈弁膜症【だいどうみゃくべんまくしょう】[病] 大動脈弁の大きさは通常 $3～3.5\,cm^2$ であるが，何らかの原因で小さくなる心臓の疾患。リウマチ性，先天性，加齢などが原因として考えられている。

第2号被保険者【だいにごうひほけんしゃ】[法] 介護保険の被保険者のうち 40 歳以上 65 歳未満の医療保険加入者。医療保険の保険者が保険料を徴収し，特定疾病が原因で要介護または要支援と認定された場合に介護保険による給付が受けられる。

大脳【だいのう】[解] 脳と脊髄よりなる中枢神経系の脳の一部で，脳の中で大部分を占め，高度な精神作用を営む重要な器官である。左右の半球とそれを結ぶ脳梁(のうりょう)があり，表面は狭い溝の脳溝(のうこう)と高まりの脳回(のうかい)でおおわれている。前頭葉・頭頂葉・側頭葉・後頭葉の4葉と深部にある島に分けられる。前頭葉には運動中枢，頭頂葉には感覚中枢，側頭葉には聴覚中枢そして後頭葉には視覚中枢が存在する。脳には他に脳幹(のうかん)，間脳，小脳がある。→ p.132，133，137，図 7，8，14

胎盤【たいばん】[解] 胎児と母体の間の物質交換を行う器官で，直径 15 cm，厚さ 3 cm の円盤状。外側面に臍帯(さいたい)がつく。出産では胎児と共に羊水，卵膜，臍帯が娩出(べんしゅつ)され，胎盤は，その後に排出される。

胎盤早期剝離【たいばんそうきはくり】[病] 分娩前に胎盤がはがれてしまい，胎児の健康が急激に損なわれる。胃の不快感，上腹部の痛み，下腹部の鈍い痛みなどの症状がある。

ダウン症候群【——しょうこうぐん】[病] 染色体異常によるダウン症は，消化管閉鎖，先天性心疾患，聴力障害，視力障害の身体的合併症を伴う。

唾液【だえき】[生] 唾液腺で産生され，口腔に分泌される消化液。唾液腺には耳下腺，舌下腺，顎下腺がある。耳下腺からはサラサラした唾液が上顎第 2 臼歯に面した頬粘膜より出，他の 2 つはねばねばした唾液で合流して舌の下面より出る。

唾液腺【だえきせん】[解] 口腔内にあり唾液を分泌する腺。耳下腺・顎下腺・舌下腺の大唾液腺と口唇や舌などの粘膜下組織に分布する小唾液腺がある。

唾液腺シンチグラフィー【だえきせん——】[検] 耳下腺，顎下腺の機能および形態を検査する方法。腫瘍，膿腫等は欠損像として描出される。

他覚症状【たかくしょうじょう】[般] 他人によって認められる症状。出血，発熱，発赤，腫脹など。⇔自覚症状

多数該当の負担軽減（高額療養費）【たすうがいとうのふたんけいげん】[法] 多数該当世帯の負担軽減ともいう。同一世帯で，前 12 か月間の高額療養費の支給回数を含めて

4回目以上になる時は，自己負担限度額が低減される制度。

多臓器不全【たぞうきふぜん】病　生命を維持するために必要な複数の重要臓器や系である，中枢神経，腎臓，呼吸器，肝臓，血液系，心血管系，消化管，凝固系，免疫系，代謝系の中で，2つ以上が同時にあるいは短時間のうちに連続的に機能不全に陥った致命的病態をいう。

立ち入り検査【たちいりけんさ】法　厚生労働大臣または社会保険庁長官は，被保険者の資格，標準報酬，保険料または保険給付に関して必要があると認める時は，事業主に対して，文書その他の物件の提示もしくは提示を命じ，または職員による事業所に立ち入って，検査させることができる。

立ち入り調査【たちいりちょうさ】法　都道府県知事，保健所を設置する市の市長または特別区の区長は，必要があると認める時は，病院等の開設者または管理者に対し，必要な報告を命じ，またはその医療監視員に病院等への立ち入りをさせ，その有する人員，清潔保持の状況，構造設備，診療録などの物件を検査させることができる。

脱臼整復手技【だっきゅうせいふくしゅぎ】処　関節に強い力が加わると，関節が適正な位置から外れることを脱臼という。その脱臼を手術ではなく医師の手技と固定によって正常な位置に戻す方法。

脱水症【だっすいしょう】病　体液が急に失われることによって起こり，のどが渇いたり，尿が出ない，皮膚の乾燥，体重減少が症状として現れる。原因としては，脳血管障害，消化器疾患などがある。

多発性硬化症【たはつせいこうかしょう】病　中枢神経を侵す非化膿性髄炎で，MRI検査により病気の場所を特定できる。再発しやすく重度の障害を残す可能性が高い。厚生労働省の特定疾患に指定されている難病の1つである。

多発性骨髄腫【たはつせいこつずいしゅ】病　骨髄細胞の悪性増殖で，60～70歳代に多くみられる。腰痛，腎機能低下などが初期症状で，化学療法が中心となる。

胆管【たんかん】解　→胆道

胆管炎【たんかんえん】病　胆管に胆石が詰まることにより胆汁がたまり，細菌感染した場合に起こることが多い。

短期入所生活介護【たんきにゅうしょせいかつかいご】法　→ショートステイ

短期入所療養介護【たんきにゅうしょりょうようかいご】法　→ショートステイ

単球【たんきゅう】解　白血球の一種で白血球全体の5％を占め，体内に侵入した細菌や異物に近づいて取り込み，分解する。細胞の大きさが白血球中で最大で，同じ白血球の好中球に対して比較的大きなものを分解するので大食細胞とも呼ばれる。

胆汁【たんじゅう】生　肝細胞で生成され，肝管・胆嚢管(たんのうかん)より胆嚢に送られ

て貯えられ，濃縮される。摂食により胆嚢管・総胆管を経て十二指腸に排出される。黄褐色，アルカリ性で消化酵素を含まないが，脂肪の消化・吸収に重要である。

単純撮影【たんじゅんさつえい】検　特別な装置や処置を用いたりせず，人体各部位のX線減弱の程度だけに依存して行うX線検査法。

胆石症【たんせきしょう】病　胆嚢，総胆管，肝臓内などに結石ができる。胆嚢にできる場合が圧倒的に多い。体外から超音波を当てて，結石を砕く治療法がある。

断層撮影【だんそうさつえい】検　目的部位の情報のみを記録し，障害となる部分をX線管を相対運動させ，ぼやかすことにより目的部位の立体的な情報を得る撮像方法。CTの普及により検査数が減少した。

胆道【たんどう】解　＝胆管。肝細胞でつくられた分泌液すなわち胆汁の通り道で，肝細胞から肝管になるまでの肝内胆路と肝臓から出て十二指腸乳頭に開くまでの肝外胆路に分けられる。→ p.134，図11

胆道閉鎖症【たんどうへいさしょう】病　出生1万人に1人の割合で発生し，黄疸と灰白色便を伴う。手術により胆汁の流れる道をつくって治療する。

胆嚢【たんのう】解　肝臓の下面，前部中央のくぼみにあり，西洋梨状で長さは8〜12 cmである。先から伸びた胆嚢管が肝管とつながり，肝臓で生成された胆汁を貯え，濃縮して摂食により，総胆管より十二指腸に排出する。→ p.134，図11

胆嚢炎【たんのうえん】病　胆嚢炎は胆嚢結石が胆嚢頸(けい)部もしくは胆嚢管に詰まることで，腹部や背部の痛み，発熱を伴う。

タンパク尿【――にょう】症　腎臓の働きが低下した結果，血液中のタンパク質が尿中にもれること。腎臓病にかかった場合の最も重要な徴候(ちょうこう)で，大量のタンパク尿が出ているときには，急性腎炎，慢性腎炎，ネフローゼ症候群などが考えられる。

【ち】

痔【ぢ】病　直腸・肛門部に静脈瘤のような変化があるものをいう。痔核，痔瘻，裂肛がある。痔核には内痔核，外痔核があり，出血，疼痛がある。ほとんどは薬物療法であるが，痛みが激しい，出血量が多いなどの場合には手術も適用となる。

チアノーゼ　症　血液中の酸素の不足によって，皮膚や粘膜が青紫色または暗青色になった状態。心臓病，呼吸器病などによる呼吸困難，血行障害時に起こる。

地域医療支援病院【ちいきいりょうしえんびょういん】法　200人以上の患者を入院させることができ，地域医療確保のために必要な支援に関する施設基準(例　他の病院や診療所からの紹介患者の受け入れ，勤務しない医師等による設備，器械等の設備

の共同利用など）を満たし，都道府県知事の承認を得た病院をいう。

地域保険【ちいきほけん】［般］　自営業などの場合は住所地の市（区）町村が保険者となる国民健康保険に加入することから，地域保険ともいう。

痔核【ぢかく】［病］　→痔

知覚神経【ちかくしんけい】［解］　皮膚や骨格筋などの感覚器官からの情報を中枢へ伝達する神経のこと。体性神経系の求心性神経である。知覚神経ともいう。

蓄尿【ちくにょう】［検］　尿の検査のために一定時間の間に排泄した尿の全量をためておくこと。

蓄膿症【ちくのうしょう】［病］　→副鼻腔炎

治験【ちけん】［法］　医薬品は薬事法に基づいて輸入，製造，販売が許される。治験はこの薬事法に基づくもので，薬価基準に収載される前に，その効能，効果などを確認するために，保険医療機関などにおいて，患者の同意を得て行われる。

膣【ちつ】［解］　女性の生殖器の一部で，子宮に至る管。長さが約 8 cm で，普段は押しつぶされている。生殖器は卵巣，卵管，子宮，膣からなる内生殖器と陰唇，陰核からなる外生殖器より構成される。→ p. 136，図 13

窒息【ちっそく】［症］　酸素を体内に取り込むことは人体の基本的な生命活動であるが，そのための取り込み口が気道であり，それが詰まることを窒息という。原因はさまざまであるが，数分で意識障害が起こり，生命の危険を伴う。

痴呆【ちほう】［病］　→認知症

チモール混濁反応（TTT）【——こんだくはんのう】［検］　生化学検査。空腹時採血による。膠質（こうしつ）反応の 1 つ。血清アルブミンの減少や γ-グロブリンの増加を反映する。

着床【ちゃくしょう】［生］　哺乳類で，受精卵が子宮内膜内に入り込み，妊娠が継続される最初の過程。ヒトでは通常排卵後 9〜13 日に，受精後 4〜5 日に起こる。

中耳【ちゅうじ】［解］　鼓膜の奥にある鼓室と，鼓室から咽頭に通じる耳管よりなる。鼓室には 3 個の耳小骨があり，音波によって振動した鼓膜のふるえを耳小骨によって内耳に伝える。耳管は物を飲んだりした時に開いて鼓室の内圧と外気圧を同じにする。→ p. 139，図 18

中手骨【ちゅうしゅこつ】［解］　手のひらを形成している 5 本の骨で手根骨と指骨の間にある。→ p. 126，127，図 1，2

中心静脈圧測定法【ちゅうしんじょうみゃくあつそくていほう】［検］　鎖骨下や大腿静脈にカテーテルを挿入して，静脈圧を測定する方法。体内を循環する血液量を診断するために行われる。

中心静脈栄養〔法〕【ちゅうしんじょうみゃくえいよう〔ほう〕】治 ＝IVH，静脈内高カロリー輸液。経口的に栄養摂取ができない患者に，中心静脈を介して栄養を与える方法。点滴液にはブドウ糖，アミノ酸，電解質，ビタミンなどを含む。時に脂肪製剤も含む。

中心静脈穿刺法【ちゅうしんじょうみゃくせんしほう】処 手足の末梢（まっしょう）静脈が確保できない時，末梢静脈では投与できない薬剤を投与する時などに，鎖骨下静脈や大腿静脈にカテーテルを留置することをいう。

虫垂【ちゅうすい】解 盲腸の下端に付属した，通常の長さが5～7cmの細長い突起物。虫垂の粘膜組織にはリンパ小節が豊富で，リンパ球を盛んに産生する。→ p. 131, 134, 図6，11

虫垂炎【ちゅうすいえん】病 いわゆる盲腸炎。虫垂に起こる炎症で，多くは初期に腹痛を伴い，それが次第に右下腹部に限定されてくる。嘔気，嘔吐，食欲不振なども伴うことが多い。

中枢神経系【ちゅうすうしんけいけい】解 脳と脊髄よりなる。神経系は中枢神経と末梢（まっしょう）神経の2系統で構成されている。中枢神経系は体の各部分で発生した刺激を受け取り，これを統括して末梢へ新しい興奮として送り出す。末梢神経は，中枢神経系の刺激や興奮を伝達する。→ p. 132, 図7

中足骨【ちゅうそくこつ】解 足の裏を形成している5本の骨で足根骨と指骨の間にある。→ p. 126, 図1

中脳【ちゅうのう】解 脳幹の一部で小脳と橋（きょう）の上方にある。中脳蓋（がい），皮蓋，大脳脚（きゃく）に分かれ，左右1対の白質の隆起でできている。視覚の反射運動や聴覚の反射に関係している。→ p. 137, 図14

中皮【ちゅうひ】解 臓器の表面は腹膜や胸膜，心外膜でおおわれ，これを漿膜（しょうまく）というが，この漿膜をおおう単層扁平上皮を中皮という。

超音波造影剤【ちょうおんぱぞうえいざい】検 液体に含まれる微小泡により，高濃度のエコーを得る，超音波用の造影剤。

聴覚器【ちょうかくき】解 音の刺激を感受する器官。耳のこと。→ p. 139, 図18

腸管出血性大腸菌感染症【ちょうかんしゅっけつせいだいちょうきんかんせんしょう】病 3類感染症。大腸菌O157が産生するヴェロ毒素が大腸の粘膜を侵害する。乳幼児と高齢者に好発し，性差はない。症状は多様で，発症は軽い腹痛や下痢で，さらに水様の下痢，痙攣（けいれん）性の腹痛，発症から1日以内の血便（出血性大腸炎），重篤（じゅうとく）な場合は溶血性尿毒症症候群（HUS）などを起こし，死に至るものまである。潜伏期は3～5日である。治療は十分な水分の補給とともに抗菌剤の投与。

予後は HUS を発症した場合約 3％である。

腸間膜【ちょうかんまく】解　背側にあって，空腸・回腸・横行結腸・S字状結腸を後腹壁につなぎとめつつ移動性を付与し，また，それらを養う血管と神経が通る。上行結腸と下行結腸には腸間膜がなく後腹壁にうずもれている。

腸重積症【ちょうじゅうせきしょう】病　腸管の中に腸管が入ってしまうことによって腸が閉塞する病気で，6〜12か月の乳児によくみられる。腹痛，嘔吐，粘血便が特徴である。

腸閉塞【ちょうへいそく】病　＝イレウス。何らかの原因で腸管が詰まった状態。腹痛，嘔吐，腹部膨満等が主症状。単純X線撮影，超音波検査，CT等の検査を行い，閉塞の場所によっては緊急手術が必要な場合がある。

直接ビリルビン（D-Bil）【ちょくせつ——】検　生化学検査。空腹時採血による。ヘムの代謝により産生されたビリルビンがアルブミンと結合し間接ビリルビン（非抱合型）となり，肝細胞に取り込まれて直接ビリルビン（抱合型）となる。直接ビリルビンの増加は，肝疾患の存在を示す。

直線型加速器【ちょくせんがたかそくき】検　→リニアック

直腸【ちょくちょう】解　大腸の終わりに続く部分で，S字状結腸と肛門の間で約20 cmの長さがある。粘膜・筋層・漿膜よりなり，直腸の終わりには，筋層の反射的に作用する内肛門括約筋と意思で作用する外肛門括約筋がある。→ p. 134，図11

直系尊属（卑属）【ちょっけいそんぞく（ひぞく）】法　血族（本人の親族），姻族（配偶者の親族）の親族表に基づいて，直系尊属とは，本人より上の父母，祖父母，曽祖父母というように，縦に上に伸びる親族をいう。直系卑属は本人より下の子，孫というように縦に下に伸びる親族をいう。

痔瘻【ぢろう】病　→痔

チロキシン 検　→サイロキシン

鎮痙剤【ちんけいざい】検　消化管撮影時に蠕動運動を遅らせるために投与する薬剤。ブスコパン®やグルカゴンなどの副交感神経抑制剤。

【つ】

痛覚器【つうかくき】解　痛み刺激を感受する器官。
通所介護【つうしょかいご】法　→デイサービス
通所リハビリテーション【つうしょ——】法　→デイケア
通達【つうたつ】法　通達は行政機関の解釈を示すものであるが，実質的には医療機関および患者は拘束されるので，法律，政令，省令を補うものとなっている。

ツツガムシ病【——びょう】 病　4類感染症。げっ歯類に寄生するダニにより伝播(でんぱ)される急性発疹性熱性疾患で、他地域でもあるが、秋田、山形、新潟にまたがる河川流域に多く、夏に多発する。刺口を生じ、潜伏期は1～3週間で、悪寒、徐々に発熱、全身のリンパ節の腫脹、結膜炎、発熱して1週後に短期の皮疹、発熱後2週目で肺炎、脳炎を起こすことがある。治療しなくても2週間後に解熱するが、テトラサイクリン、クロラムフェニコールを投与する。致命率は10～40%である。

爪【つめ】 解　手足の指の背面の表皮層から爪母基(そうぼき)によってつくられる皮膚付属器の1つである。表皮の角質層が変化したもので薄い3層(背爪・中爪・腹爪)構造になっている。

【て】

手足口病【てあしくちびょう】 病　コクサッキーウイルス感染症の1つで、夏に多く、0～3歳の乳小児に好発。口腔粘膜に水疱ができ食物との接触痛のため、摂食困難となる。四肢にも無痛性の水疱が散発する。治療は対症療法的で、予後は良好である。

低カリウム血症【てい——けっしょう】 病　低カリウム血症はカリウムが3.5 mEq/L以下で、嘔吐や下痢などにより体液が異常に失われたりするとなりやすい。

デイケア 法　＝通所リハビリテーション。居宅介護サービスの1つ。施設において理学療法士、作業療法士などが必要なリハビリテーションを行う。

デイサービス 法　＝通所介護。居宅介護サービスの1つ。デイサービスセンターにおいて食事や入浴サービスを提供し、心身機能の維持、向上などを図る。

T細胞【てぃーさいぼう】 解　異物に対する防衛反応として、細菌感染など抗体を介する体液性免疫と、癌細胞など異物に直接に作用する細胞性免疫がある。細胞性免疫で主体となり、標的細胞を破壊するリンパ球の1つである。

低酸素血症【ていさんそけっしょう】 病　肺における酸素の取り込みが悪いために、血液や体の酸素が必要量より不足した状態。症状として呼吸困難、不眠、頭痛、意識障害、チアノーゼなどを生じることがある。

丁字帯【ていじたい】 般　包帯の一種。幅約20～25 cm、長さ約90～110 cmのさらし布の片はしに腰に結ぶためのひもをつけたもので、陰部や肛門部の処置などが必要な場合に用いる。

低出生体重児【ていしゅっせいたいじゅうじ】 症　在胎期間に関係なく、出生時の体重が2,500 g未満の新生児のこと(＝ low birth weight infant)。以前、未熟児と呼ばれていたもの。

ディスポ 般　ディスポーザ〔ブ〕ルともいう。「使い捨て・使い捨てのできる」の意味

で，感染を防ぐため滅菌されていて，使い捨てのできる医療器具（注射器，採血器具など）のこと。

剃毛【ていもう】殷　手術前に，手術部位を清潔にし消毒を完全にするために毛をそることと。

停留睾丸【ていりゅうこうがん】病　→停留精巣

停留精巣【ていりゅうせいそう】病　＝停留睾丸。陰嚢内に精巣がない状態で，小児泌尿器科領域で最も頻度が高く，生後3か月くらいで発見されることが多い。

適応障害【てきおうしょうがい】病　環境からの刺激に対して個人が興奮して反応する仕方に問題がある場合をいう。症状の性質や強度は多種多様であるが不安，抑うつ，怒りなどに下痢，頻尿，過呼吸，ふるえ，高血圧などもみられる。治療としては，家族が支える，家族にもストレスを分散させる家族療法，身体愁訴に対して医学的に問題がないことを保証するなど。予後は短期間の回復であるが，周囲の人たちが無思慮で有害な場合などでは遅れる。

溺水【できすい】病　水の気道内流入によって起こる窒息により，酸素が十分に行き渡らないことによって引き起こされる。感染や肺水腫などを併発する可能性がある。

適用事業所【てきようじぎょうしょ】法　従業員が5人以上の事業所は健康保険の適用事業所となる。なお，従業員が5人未満でも適用事業所となることができる（任意包括被保険者を参照のこと）。

テクネチウム検　自然界に天然のものは存在しない人工放射性同位元素である。^{99m}Tcは半減期6時間で，140 keVのγ線を放出する。核医学検査によく用いられる。

テスラ検　磁束密度の国際単位で，1 cm^{2}当たりの磁力線の数をさす。

鉄（Fe）【てつ】検　生化学検査。採血による。鉄の2/3は赤血球中のヘモグロビンに，1/3弱はフェリチン，ヘモジデリンの形で貯蔵鉄とされている。残りの3〜5％はミオグロビンに含まれる。急性・慢性肝炎，肝硬変，肝癌，慢性感染症，多発性骨髄腫，膠原病，高脂血症などで高値となる。貧血の指標となる。

鉄欠乏性貧血【てつけつぼうせいひんけつ】病　鉄分の欠乏によって起こる貧血で，成人女性によくみられる。極端な偏食や胃切除などが原因となり，消化管の出血や月経多量を引き起こす。

デヒドロエピアンドロステロン（DHEA-S）検　ステロイド性ホルモンの中間代謝産物の1つである。副腎皮質網状帯において生合成され，大部分が硫酸抱合体として血中へ分泌される。

てんかん病　慢性的に繰り返し起こる脳部位の発作で，治療の主体は薬物治療である。適正な薬物を選択すれば約60％は発作をおさえることができる。

転帰【てんき】殿 疾病の最終的な結末のこと。治癒，死亡など。レセプト上では中止（転院，患者意思による治療中断などの場合）も使われる。

電撃傷【でんげきしょう】病 いわゆる感電。電気が体内に流入して起こる生体組織の損傷で，電気が流れる経路によっては心臓が停止したり，呼吸が停止したりして，死亡に至ることがある。

電子カルテ【でんし──】殿 患者の病状や診察で得られた情報，検査結果などのいろいろな情報を直接コンピュータに記録するもの。カルテの検索や移動，記録の紛失の防止，検査の結果待ち時間の短縮，処方箋発行や会計計算などの利点がある。

伝染性紅斑【でんせんせいこうはん】病 ＝りんご病。学童期の疾患で，原因はウイルスとされている。潜伏期は4～15日で，症状は境界明瞭な真っ赤な皮疹が両頬にでき，四肢や体幹など，ほかにも同様の皮疹ができる。初めにできた皮疹は消えながら，遠心性に拡大する。不快感を訴えるが，全経過は10日前後で，特別な治療は必要なく，予後は良好である。

点滴静注腎盂造影法（DIP）【てんてきじょうちゅうじんうぞうえいほう】検 造影剤を点滴注入して腎臓，尿管，膀胱を造影する方法。撮影は造影剤注入開始から時間を決めて数回撮影を行う。

点滴静注胆嚢造影法（DIC）【てんてきじょうちゅうたんのうぞうえいほう】検 造影剤を点滴注入して胆嚢，胆管を造影する方法。造影剤を20～30分間で点滴注入を行い，注入終了後，時間を決めて数回撮影を行う。

転棟【てんとう】殿 入院患者が病棟を移ること。

天疱瘡【てんぼうそう】病 皮膚の表面に水泡ができる自己免疫異常である。血液中のIgG自己抗体により診断する。厚生労働省の特定疾患に指定されている。

【と】

同一の世帯【どういつのせたい】法 高額療養費の支給要件の1つに世帯合算がある。この世帯について「同一の世帯」といわれるが，健康保険法では同じ屋根の下で生活することまでは必要ではない。たとえば，大阪と東京というように分かれて生活していても生計の維持を受ける事実があれば同一の世帯となる。

頭蓋【とうがい】解 身体の最上部にあり，脳を入れ，保護している骨格。15種23個の頭蓋骨よりなる。上部で脳を入れる頭蓋腔と下部で眼窩・鼻腔・口腔などをなす顔面頭蓋よりなる。→ p. 126, 127, 図1, 2

統合失調症【とうごうしっちょうしょう】病 2002年6月，精神分裂病という名称がこれに変更された。思春期に発病。原因は遺伝と環境で，ドーパミン過剰をきたしやす

い脳にストレスが作用して発病するとされている。症状は妄想，幻覚，自閉，思考滅裂，自殺企図など。治療は薬物療法，電気ショック療法，精神療法などである。

橈骨【とうこつ】解　前腕部分の親指側にある長い骨のこと。上部は上腕骨・尺骨に，下部は手根骨につながっている。→ p. 126, 127, 図 1, 2

透視【とうし】検　透過 X 線像を蛍光板に当てることにより透過像をその場で経時的・連続的に観察する方法。

透析【とうせき】治　→血液浄化法

疼痛【とうつう】症　ずきずきする痛みのこと。痛みの感じ方（閾値）は個人によって違う。また，QOL の向上のために癌や慢性病での痛みを緩和することをペインコントロール，そのための外来をペインクリニックという。

糖尿【とうにょう】生　尿中に糖（ブドウ糖）が排泄されること。血液は，最初腎臓内の糸球体でブドウ糖など小さい分子が濾（ろ）過され，次に，近位尿細管で濾液から逆にブドウ糖などを 100％近く再吸収して水分や電解質などが調節され，不要物質が除去される。糖尿病の際や血糖値が 300〜400 mg/分になると，再吸収能力を超えるので，再吸収されずブドウ糖が尿中に出てくる。

糖尿病【とうにょうびょう】病　遺伝的要素と食事・運動等の生活習慣などが重なって，体内のインスリンが不足し，高い血糖値が持続されることによって引き起こされる病気で，腎臓，網膜，神経などに影響が現れる。動脈硬化も促進される。I 型糖尿病とは，自己免疫によって起こる病気で，小児期に起こることが多い。自分の体の中でインスリンを作ることができなくなるので，生涯インスリン自己注射が必要。2 型糖尿病とは，インリスンの量が少なくなって起こるものとインスリンの働きが悪いために起こるものがある。わが国の糖尿病の 95％を占める。

糖尿病網膜症【とうにょうびょうもうまくしょう】病　網膜の毛細血管が障害を起こすことによって生じる病気で，眼底出血や視力障害を引き起こす。網膜光凝固術での治療が一般的である。介護保険特例疾病。

導尿法【どうにょうほう】処　尿量測定や体液量の管理のために，尿道からチューブを膀胱内に留置する方法。感染に注意が必要である。

頭部外傷【とうぶがいしょう】病　外部からの力により頭部に何らかの傷を負うことをいう。緊急で治療を要することが多く，初期治療の成否が生命や後遺症に大きく影響する。

動脈【どうみゃく】解　心臓から送り出された血液を末梢（まっしょう）の身体各部に導く血管。動脈は心臓の拍動による血圧の大きな変化に対応するために弾性が必要で，静脈と比較すると壁が著しく厚く，弾力性に富む。→ p. 130, 133, 図 5, 8

動脈管開存症【どうみゃくかんかいぞんしょう】病　先天性の心疾患で，乳幼児期や小児期に手術治療を行うことが多い。

動脈硬化症【どうみゃくこうかしょう】病　健康な状態では弾力性に富んでいる動脈血管に，コレステロールなどが沈着して血液の通り道が狭くなり，高血圧などによって血管に負担がかかったりして弾力性を失い，血管が硬くもろくなってしまう状態が「動脈硬化」である。この動脈硬化が原因で，引き起こされるさまざまな病態を「動脈硬化症」という。

動脈内カテーテル留置法【どうみゃくない――りゅうちほう】検 治　血管造影や薬剤注入，動脈圧の測定や血液中の酸素濃度などを測定するために行う動脈血採血のために行う。

10日ルール【とおか――】検　胎児の被曝を防ぐため，受胎していないことがはっきりしている月経開始10日間に放射線検査をするというルール。胎児は放射線感受性が高いため，少ない被曝でも影響がある。また，妊娠に気づかない初期の時期の検査は胎児が最も障害を受けやすい期間である。

トキソプラズマ血清検査【――けっせいけんさ】検　トキソプラズマ感染症は，後天的に経口感染または先天的な胎盤的感染による。先天性トキソプラズマ症の四大特徴は，①網脈絡膜（もうみゃくらくまく）炎，②脳水腫，③脳内石灰化像，④精神・運動障害である。後天性の場合は発熱，リンパ節炎，網脈絡膜炎，肺炎，脳炎などである。感染後2週間で抗体産生がみられる。

トキソプラズマ症【――しょう】病　1908年に発見された三日月状の原虫トキソプラズマにより引き起こされる感染症であるが，ほとんどは治療の必要がない。妊婦に感染すると流産や胎児の中枢神経や目に障害を及ぼす場合がある。

特定機能病院【とくていきのうびょういん】法　400人以上の患者を入院させることができ，高度の医療を提供できる施設基準（例　内科，外科等の10以上の診療科名，高度の医療，研修ができ，医療技術の開発および評価ができること，など）を満たし厚生労働大臣の承認を得たものをいう。

特定疾患治療研究事業【とくていしっかんちりょうけんきゅうじぎょう】公費　診断基準が一応確立し，かつ難治性で重症度が高く患者数が少ないため，公費負担の方法をとらないと原因の究明，治療法の開発に困難をきたすおそれのある疾患を対象とした研究および医療費の助成制度。→ p.176, 一覧表

特定疾病【とくていしっぺい】法　初老期認知症や脳血管疾患等，加齢に伴う疾病として政令で認められた第2号被保険者の保険給付の要件となっている疾病。→ p.176, 一覧表

特定療養費【とくていりょうようひ】[法] 特別室への入院などの患者の選択による特別な医療サービス（選定療養）や，高度先進医療などを受けた場合，その基礎的医療の部分は保険給付の対象とし，特別な医療やサービスの部分は患者の自費とする制度。

特発性【とくはつせい】[般] 未知の性質・因子によって起こる性質。たとえば，特定の原因がわからない中で障害の起こる場合，特発性疾患という。例：――血小板減少性紫斑病

特発性血小板減少性紫斑病【とくはつせいけっしょうばんげんしょうせいしはんびょう】[病] 明らかな原因や疾患より発病することがない血小板が減少する病気である。紫斑，鼻出血，口腔内出血，生理出血，血尿などが症状としてみられる。厚生労働省の特定疾患に指定されている。

特発性大腿骨頭壊死症【とくはつせいだいたいこっとうえししょう】[病] 大腿骨頭に栄養を補給する血管が何らかの原因で詰まってしまい，大腿骨頭が壊死してしまう疾患。壊死の範囲が大きい場合には，手術が必要となる。厚生労働省の特定疾患に指定されている。

特別食【とくべつしょく】[法] 入院患者の食事には一般食と特別食の区別がある。特別食は治療食でもあり，たとえば，糖尿病食，腎臓食など，患者の疾病により医師の指示を受けた管理栄養士が献立を作成し，これに基づいて調理され，提供されるものである。

特別徴収【とくべつちょうしゅう】[法] 第1号被保険者が一定額以上の年金給付を受けている場合に，年金保険者が年金から介護保険料を源泉徴収し，市町村に納付することをいう。

吐血【とけつ】[病] 胃や十二指腸潰瘍，胃粘膜の病気などで出血するのが吐血である。

徒手整復術【としゅせいふくじゅつ】[治] 関節の脱臼や骨折を治す際などに，メスなど器具を用いずに手で元の位置に戻す治療方法。

突発性難聴【とっぱつせいなんちょう】[病] 突発的に起こる難聴で原因不明のものをいう。内耳性の障害で，通常は片側であることが多い。30～60歳代に起こりやすい。

突発性発疹【とっぱつせいほっしん】[病] 小児ばら疹。原因は分離されていないがウイルス。乳幼児（6か月～3歳）に好発する。潜伏期は5～17日で突然に38～40℃の高熱と高熱に伴う短時間の痙攣（けいれん）があり，高熱が3～5日持続した後，解熱する時，体幹，臀部，大腿に斑点状丘疹（きゅうしん）が一過性に出現して2～3日で色素沈着など残さず消失する。治療は対症的で解熱剤による解熱，場合によって抗痙攣（けいれん）薬を用いる。予後はよく，死亡報告はない。

ドップラー法【――ほう】[検] 運動している臓器や組織に超音波を当て，その反射波の周

波数を観察することによって，血流速度や胎児心拍数のような運動する組織や臓器の運動速度を測定するもの。

ドナー 殿 移植治療が必要な人に対して，移植に必要な臓器，骨髄，角膜などを善意の意志に基づいて提供する健常者のこと。

ドナーカード 殿 死後における自身の臓器・骨髄提供の意思を表示・記入したカード。臓器提供意思表示カードともいう。意思表示については，15歳以上であれば可能。意思表示記入面の内容とドナー情報連絡先が明記されていれば，絵柄などについては規制はない。

トモグラフィー 検 →断層撮影

ドライウエイト 生 体内に過剰な水分がない状態での体重。乾燥重量のこと。慢性腎不全患者が透析療法をするときの指標となる。

トラコーマ 病 結膜の炎症疾患の1つでトラコーマ病原体(クラジミアの一種)による。角膜も侵し，失明の原因ともなる。衛生環境の悪い所に多い。症状は目やに，涙，まぶしさに始まり，結膜から角膜への血管侵入(パンヌス)，眼瞼結膜の瘢痕(はんこん)化，失明することもある。治療は抗生物質の経口投与，点眼。

トリアージ 殿 災害発生時などで多数の傷病者が発生した場合に，緊急度や重症度を判定して優先順位を決定し，適切な搬送・治療を行うこと。

鳥インフルエンザ【とり——】 病 1997年に香港で発生し死者が出たインフルエンザの新型。原因はカモなどの渡り鳥がニワトリやアヒルなど家禽に感染し，これがヒトに直接あるいはブタなどを介して感染するインフルエンザウイルス。ウイルス表面のタンパク質によりH1〜15，N1〜9に分類される。症状は38.5℃以上の突然の高熱，咽頭痛，鼻汁，咳（せき）などヒトのインフルエンザと同じ。治療は抗インフルエンザ薬。

トリグリセリド（TG） 検 ＝中性脂肪。生化学検査。空腹時採血による。食物として摂取される脂肪のほとんどで約50〜100g/日。血中ではタンパクと結合し水溶性のリポタンパクとして存在する。腸管で消化・吸収され主にリンパ管から胸管を経て血中に入り，カイロミクロンとして存在する（外因性トリグリセリド）。

トリコモナス 病 原虫の鞭毛（べんもう）虫。症状は，かゆみを伴う帯下（たいげ）で，肛門炎，膣痙攣（ちつけいれん），性交困難で気づく。特徴は帯下の色が黄緑で泡状，悪臭。治療はメトロニダゾールをパートナーとともに経口で，膣トリコモナスがなくなるまで服用。その間，再感染防止のためコンドームを使用する。

トリヨードサイロニン（T_3） 検 トリヨードチロニンともいう。内分泌学的検査。採血による。妊娠で高値になる。細胞核T_3受容体に結合して作用を発揮する。甲状腺機

能亢進症の診断には重要な検査である。

努力呼吸【どりょくこきゅう】補助呼吸筋まで使って，肩で息をするような状態。

ドレーン 般 →ドレナージ

ドレナージ 処 閉じられた腔にたまった滲出液・膿・血液などをドレーン（排膿管）などを挿入して，体外に持続的に排出する方法のこと。排液法。例：胆汁——。

トロンボテスト（TT） 検 出血・凝固検査。ビタミンK依存性凝固因子活性を総合的に測定する。ワルファリンによる経口抗凝固療法の経過観察に必要な検査である。保険上プロトロンビン時間とは同時測定しない。

【な】

ナースコール 般 入院患者が必要な時に看護師など医療スタッフを呼ぶための装置。

ナート 治 →縫合

内耳【ないじ】解 側頭骨中にあり，聴覚の受容器がある蝸牛と平衡感覚の受容器がある前庭器官とからなる。鼓膜の振動が，蝸牛内の有毛細胞を刺激して興奮させる。平衡感覚は前庭器官内の平衡砂のずれが有毛細胞を興奮させる。→ p. 139, 図18

内視鏡的括約筋切開術【ないしきょうてきかつやくきんせっかいじゅつ】治 内視鏡下に電気メスを用いてファーター乳頭開口部を切開すること。総胆道結石を除去したりすることを目的として行われる。

内視鏡的逆行性胆管膵管造影法【ないしきょうてきぎゃっこうせいたんかんすいかんぞうえいほう】検 ＝ERCP。十二指腸ファイバースコープの助けを借りて胆管や膵管を造影する方法で，膵頭変化に基因する胆管病変や膵癌，膵嚢腫，慢性膵炎などの診断に適用される。

内視鏡的逆行性胆道ドレナージ【ないしきょうてきぎゃっこうせいたんどう——】治 胆道閉塞が起こり胆汁が排泄できなくなった場合に，胆道と十二指腸内を結ぶカテーテルを一時的に留置し，胆汁を排泄させる治療法。

内視鏡的消化管出血止血法【ないしきょうてきしょうかかんしゅっけつしけつほう】治 消化管に内視鏡を入れて，出血を止める方法。吐血・下血などの緊急時に用いられることもある。薬剤注入や器具による結紮（さつ）熱凝固法などがある。

内視鏡的乳頭バルーン拡張術【ないしきょうてきにゅうとう——かくちょうじゅつ】治 内視鏡下にバルーンを使用してファーター乳頭開口部を拡張すること。総胆道結石を除去したりすることを目的として行われる。

内視鏡的鼻胆管排液法【ないしきょうてきびたんかんはいえきほう】処 内視鏡下に胆管と鼻腔を結ぶカテーテルを留置し，胆汁を排泄させる治療法。

内部被曝【ないぶひばく】[検] 体内に摂取された放射性同位元素（RI）から放出される放射線による被曝。α線，β線，γ線ともに問題となる。進入経路は皮膚，吸入，経口の3つ。

内分泌系【ないぶんぴけい】[生] 内分泌器官から血液中にホルモンを送り，体内の器官や細胞の機能を協調的に調節する機構の1つ。他に調節する機構として神経系がある。内分泌系は間接的でゆっくりと持続的に作用する。

ナトリウム（Na）[検] 生化学検査。採血または尿検査。電解質成分。主として食塩 NaCl として経口摂取される。細胞外液の総イオンの90％を占める。体液水分量の平衡状態を知ることができる。

涙【なみだ】[生] 涙腺から分泌される液体のこと。眼球をうるおして保護し，異物の洗浄作用がある。感情によって刺激を受けることで分泌が盛んになる。

軟骨組織【なんこつそしき】[解] 支持組織の1つで，軟骨細胞と軟骨基質よりなり，基質の形状によって，気管軟骨などの硝子（しょうし）軟骨と耳介（じかい）軟骨などの弾性軟骨，椎間円盤などの線維軟骨の3つに分類される。

【に】

ニーズ[般] 主に患者からの要求・要望など。患者のニーズに1つでも多く応えることが患者サービスの向上につながるともいえる。

2型糖尿病【にがたとうにょうびょう】[病] インスリンの分泌量が少なくなって起こるものと，インスリンの働きが悪くなり，ブドウ糖がうまく取り入れられなくなって起こるものがある。過食，偏食，運動不足，ストレスなどの生活習慣が要因と考えられ，中高年に多くみられる。

肉芽【にくが(げ)】[生] 外傷や炎症による組織の損傷を治すためにできる新しい組織で，線維芽組織など未分化な細胞を含む，赤く柔らかい粒状の結合組織。肉芽組織という。

二次救命処置【にじきゅうめいしょち】[処] ＝ALS。医療従事者による救急救命措置のことで，特殊な器具や薬剤を用いて行う。患者の状態によって行う方法が定められており，その手順に従って処置を行う。

二重造影法【にじゅうぞうえいほう】[検] 消化管の造影法。陽性造影剤である硫酸バリウムと陰性造影剤である炭酸ガスとを同時に使用し，消化管内壁の凹凸を描出させる方法。

日常生活動作【にちじょうせいかつどうさ】[般] →ADL

日本医師会【にほんいしかい】[法] 医師法の医師免許者が加入者となって組織された団体

(社団法人)をいう。

日本看護協会【にほんかんごきょうかい】法　保健師助産師看護師法の看護師が加入者となって組織された団体（社団法人）をいう。

入院基本料【にゅういんきほんりょう】法　入院基本料は一般病棟，結核病棟，精神病棟，特定機能病院，専門病院等に分けられ，これら各区分がⅠ群とⅡ群に区分される。この区分は，平均在院日数，入院患者数に対する看護員数およびその看護師の比率などによって決められる。入院基本料は，看護サービスのほか施設利用料なども含まれる。

入院時間の制限【にゅういんじかんのせいげん】法　診療所の管理者は診療上やむを得ない事情がある場合を除いては，同一の患者を48時間を越えて入院させることのないように努めなければならない。

入院指示書【にゅういんしじしょ】般　入院指示票ともいう。主治医が出す入院を指示する文書。患者の氏名などの基本情報，入院の経緯，入院の緊急性，安静度や食事の指示などが書かれている。

入院指示票【にゅういんしじひょう】般　→入院指示書

入院時食事療養費【にゅういんじしょくじりょうようひ】法　入院時に食事の提供を受けた場合，食事療養の費用額から標準負担額（1日780円・一般の場合）を除いた分が入院時食事療養費として医療保険から支給される。

入院時食事療養費の標準負担額【にゅういんじしょくじりょうようひのひょうじゅんふたんがく】法　→標準負担額

入院誓約書【にゅういんせいやくしょ】般　入院に際して患者に署名を求める文書。診療方針および入院に同意することや，入院中は病院の規則を守ること，医師の指示に従うことなどを誓約する内容のもの。

乳癌【にゅうがん】病　乳房の悪性腫瘍で，最近ではマンモグラフィー，超音波，MRIなどの画像診断により早期発見が飛躍的に向上した。

乳酸脱水素酵素（LDH）【にゅうさんだっすいそこうそ】検　生化学検査。採血による。上昇は組織が障害されていることを示す。心筋梗塞，うっ血性心不全，肝疾患，肺梗塞，悪性貧血，白血病，溶血性貧血のスクリーニングに用いる。

乳腺炎【にゅうせんえん】病　乳汁の排出障害による乳腺の炎症や，細菌感染による炎症がある。痛み，発熱，皮膚の発赤を伴う。細菌感染の場合は抗生物質の投与などを行う。

乳腺症【にゅうせんしょう】病　中年の閉経前に起こりやすく，乳腺両側に痛みを伴う腫れが生じる。閉経とともに治癒することが多い。

乳び【にゅう——】生 食後一過性に脂肪小滴を多く含み乳白色に濁っているリンパ液のこと。また，中性脂肪が多く含まれ乳汁のように白濁して見える血清をいうこともある。

乳房撮影法【にゅうぼうさつえいほう】検 →マンモグラフィー

乳幼児突然死症候群【にゅうようじとつぜんししょうこうぐん】病 ＝SIDS。健康状態や既往症からみても死亡が予測できず，死亡の原因が不明な突然死をもたらす症候群をいう。

尿ウロビリノゲン【にょう——】検 尿検査。肝・胆道系障害のスクリーニングに用いる。ウロビリノゲンは直接ビリルビンが腸内細菌の働きにより還元され生じ，一部腸管から再吸収され，大循環に入り腎を経て排泄される。

尿管【にょうかん】解 尿を腎臓の腎盂（じんう）から膀胱に導く30cm長の管で，粘膜・筋層・外膜よりなり，筋層の平滑筋はよく発達し，尿を律動的に毎分約1ml ずつ膀胱に送る。→ p. 135, 図12

尿器【にょうき】般 寝た姿勢のままで排尿する時に使用する容器。

尿ケトン体【にょう——たい】検 尿検査。ケトン体は，アセト酢酸，ハイドロキシ酪酸，アセトンの総称で，尿中ケトン体は血中ケトン体増加を反映する。正常な尿中アセト酢酸濃度は2 mg/dl 以下である。増加では溶血性貧血，肝炎など，減少では閉塞性黄疸，急性下痢，腎不全，肝内胆汁うっ滞を疑う。

尿酸（UA）【にょうさん】検 生化学検査。採血または蓄尿による検査。尿酸は核酸の構成成分の1つ。血中の尿酸はその3/4が尿中に排泄され，残り1/4が胆汁成分とともに腸管へ排泄される。痛風の指標となる。

尿失禁【にょうしっきん】病 尿が不随意的または無意識的に排出される状態のこと。幼少児・学童に多く，成人・高齢者では脳脊髄の疾患や前立腺肥大など疾患に合併して起こるものや加齢によるものがある。

尿潜血【にょうせんけつ】検 尿検査。尿潜血が陽性の場合は，ほとんどが腎尿路系異常に由来する。

尿タンパク定性【にょう——ていせい】検 尿検査。腎実質疾患や尿路系疾患のスクリーニングに用いる。尿タンパクは健常者でもごく微量（数10 mg/日）が尿中に排泄されているが，大半がアルブミンである。1日150 mg 以上を一般的に病的タンパク尿と呼び，急性・慢性糸球体腎炎，ネフローゼ症候群，腎盂腎炎，IgA 腎症などを疑う。

尿中白血球検査【にょうちゅうはっけっきゅうけんさ】検 尿検査。白血球が放出したエステラーゼ活性をみることにより，尿中の白血球の有無を知る。白血球が存在する場

合は，尿路感染症，膠原病，薬物中毒，尿路結石，腫瘍などを考える。

尿中微量アルブミン（ALB 尿）【にょうちゅうびりょう――】|検| 尿検査。尿中アルブミン排泄量の増加を微量アルブミン量と呼び，その測定を糖尿病腎症の早期診断に用いる。

尿沈渣【にょうちんさ】|検| 尿検査。早朝第一尿の中間尿を採取する。糸球体腎炎では赤血球増加。尿路感染で白血球増加。腎障害では病的円柱が増加し，結石では塩類・結晶の増加が確認できる。

尿道【にょうどう】|解| 膀胱の内尿道口に始まり，出口までをいい，膀胱から尿を体外に放出する管。男女で長さと走行が異なる。男性は約 20 cm と長く，前立腺内を上から下に貫通し，陰茎の中を通る。女性は約 3 cm で直線的で短い。→ p. 136, 図 13

尿道（管）結石症【にょうどう（かん）けっせきしょう】|病| →膀胱・尿道結石

尿道結石【にょうどうけっせき】|病| →膀胱・尿道結石

尿糖定性【にょうとうていせい】|検| 尿検査。尿中のグルコース（尿糖）の有無をみる。健常者でも微量（40〜85 mg/日）が排出されるが試験紙では検出しない。腎の排泄閾値は 170 mg/dl 前後で，糖尿病，腎性糖尿病などの指標となる。

尿比重【にょうひじゅう】|検| 尿検査。早朝第一尿を測定する。腎での尿の濃縮力を知る。水分摂取量や抗利尿ホルモン（ADH）の作用に大きく支配される。脱水症で高値を，慢性糸球体腎炎，腎盂腎炎，水腎症などで低値を示す。

尿ビリルビン【にょう――】|検| 尿検査。肝・胆道系障害のスクリーニングに使用。尿中に直接ビリルビンが排泄されたもので，腎での排泄閾値（2.4 mg/dl）を超えると尿中へ排泄される。重症糖尿病（糖尿病性ケトアシドーシス），飢餓などの際に陽性となる。

尿量【にょうりょう】|生| 水分摂取量や発汗，昼夜などで増減するが，1 日の尿量は，成人で通常 1〜2 L で，1 日 400 ml 以下を乏尿といい，尿毒症を発現する。多尿は尿崩症，真性糖尿病などの際に起こる。

二類感染症【にるいかんせんしょう】|殿| 感染力や罹患した場合の重篤性など，総合的な視点からみた危険性が高い感染症。ポリオ，コレラ，細菌性赤痢，ジフテリア，腸チフス，パラチフスが指定されている。

任意継続被保険者【にんいけいぞくひほけんしゃ】|法| 被保険者は退職によりその資格を退職日の翌日に喪失するが，退職日の前日まで継続して 2 か月以上被保険者であった者のうち，保険者への申し出により引き続き当該保険者の被保険者となった者をいう。なお，任意継続被保険者となり 2 年間を経過した時はその資格を喪失する。

任意包括被保険者【にんいほうかつひほけんしゃ】|法| 5 人未満の従業員を雇用する事業

所に正社員として勤務しても原則として国民健康保険に加入する。しかし、その1/2の同意を得た事業主が厚生労働大臣の認可を受けることで、健康保険の被保険者となることができる。この被保険者をいう。

妊娠悪阻【にんしんおそ】病 いわゆるつわり。妊娠初期に起こる悪心・嘔吐・食欲不振等の消化器症状で、通常は一過性で、妊娠12～15週で消えることが多い。

妊娠高血圧症候群【にんしんこうけつあつしょうこうぐん】病 従来、妊娠中毒症と呼ばれていた。妊娠中に高血圧、タンパク尿がみられ、重症の場合には母体死亡、早産、低出生体重児の主要原因となる。

妊娠中毒症【にんしんちゅうどくしょう】病 →妊娠高血圧症候群

認知症【にんちしょう】病 従来、痴呆症、呆けと呼ばれていたもの。脳血管性、アルツハイマー型または、その混合性のものがある。

【ね】

熱傷【ねっしょう】病 いわゆるやけど。火や電気、熱湯などによって引き起こされる傷のことで、範囲が広ければ脱水や敗血症を引き起こし、内臓に障害を起こす場合もある。また、皮膚組織内の深さによっても重症になることがある。

熱性痙攣【ねっせいけいれん】病 38℃以上の発熱に伴って生ずる痙攣で、発熱の原因が中枢神経系の感染症に起因しないものである。6か月から6歳の乳幼児期によくみられる。

ネフローゼ症候群【――しょうこうぐん】病 1日3.5g以上のタンパク質が尿に出る。低タンパク血症が必ず起こり、高脂血症、むくみを伴う病気。腎疾患が原因で、腎生検を行い診断する。

ネフロン 解 →腎単位

【の】

脳【のう】解 中枢神経系の一部で、他に脊髄がある。脳は反射や統合の中心で、脊髄と同様に豆腐のように柔らかいが、共に頭蓋骨と脊椎に守られている。脳は、さらに大脳、小脳、間脳、脳幹に分けられる。→ p.137、図14

脳溢血【のういっけつ】病 →脳出血

膿胸【のうきょう】症 胸腔内に膿状の胸水がたまっている状態で、肺炎、肺結核、肺癌、手術後などが原因となる。感染に対する薬物投与やドレーンチューブの挿入による排液を行う。

脳血流シンチグラフィー【のうけつりゅう――】検 脂溶性で血液-脳関門を通過し、脳

血流に比例して脳内にとどまる性質の放射性医薬品を投与し，シンチカメラにて脳血流分布を得る検査。

脳梗塞【のうこうそく】病　脳内の血管が梗塞して起こる疾患の総称。アテローム血栓性脳梗塞，心原性脳梗塞，ラクナ梗塞に分類できる。

脳挫傷【のうざしょう】病　頭部への直接的な打撲によって，頭蓋骨内で脳が急激に動き，その衝撃で脳組織が破壊されること。衝撃を受けた側と，反対側の部位にも挫傷が起こることが多い。

脳出血【のうしゅっけつ】病　何らかの原因で脳の細い血管が破れて脳の中に出血し，血腫(血のかたまり)を形成して脳障害を起こす病気。原因の多くは高血圧によるものである。脳内出血ともいう。

脳腫瘍【のうしゅよう】病　最初から頭蓋内に腫瘍ができる場合と，他からの転移である場合がある。頭痛，嘔吐や腫瘍により神経が圧迫されて起こる運動麻痺，視力低下などがある。

脳神経【のうしんけい】解　12対あり，脳に直接接続する末梢(まっしょう)神経。頭部と頸部に分布するが，迷走神経だけは胸部，腹部に達する。感覚器から求心性に刺激を伝える感覚性と筋へ遠心性に刺激を伝える運動性，両方を伝える混合性がある。

脳髄【のうずい】解　神経系で神経細胞が集合し，神経活動の中枢をなす部分。脳のこと。

脳性麻痺【のうせいまひ】病　胎児期から新生児期までの間に，未熟な脳に加えられた損傷により，永続的な姿勢・運動の障害が残ったものをいう。知的発達障害，言語障害，てんかん，視聴覚障害等を伴うものが多い。

脳脊髄液【のうせきずいえき】解　頭蓋骨，脊椎と，中に入っている脳，脊髄の間などを満たす液で，脳室の脈絡叢から分泌され，クモ膜下腔を循環し脳静脈洞や脊髄の静脈叢より吸収される。衝撃に対する緩衝材の働きをして脳・脊髄を守っている。

膿盆【のうぼん】般　治療・処置時に用いるそら豆形の薄い金属容器。ガーゼ，包帯，吐物，手術による切除片など，処置の際に生じる汚物を入れる容器。

ノルアドレナリン（NAD）検　ノルアドレナリンは，交感神経刺激伝達物質として血圧上昇や消化管の収縮・弛緩などの作用を発揮後，神経終末に取り込まれ顆粒内に貯蔵される。褐色細胞腫，神経芽細胞腫の診断に用いられる。

【は】

パーキンソン病【——びょう】病　特に50歳代に発症し，体のふるえ，歩行障害，動作緩慢などの症状が出る。薬剤による治療がしやすいが，人口の高齢化により増加傾向にある。介護保険の特定疾病。厚生労働省の特定疾患に指定されている。

パーソナリティー障害【――しょうがい】病 ＝人格障害。人格は，遺伝的な気質と周囲の影響を受ける性格を合わせたもので，人格の異常によって周囲の人に危害を加えて困らせたり，自分が苦しみ，悩む障害で，次のように大別される。1)自閉的で言動が奇妙，風変わり。2)演劇的で感情的，移り気で奔放。3)不安や心配が非常に強い。

肺【はい】解 左右一対の胸腔にある大きな器官で淡紅色をなし，心臓が左に偏っているために右肺が大きく，左肺が小さくなっている。切れ込み(肺葉)も右肺は3つで1,200 ml，左肺は2つで1,000 ml である。→ p. 133，134，図8，10

肺炎【はいえん】病 肺の中に，風邪などを契機として細菌などの病原体が感染を生じて起こる。他の病気をもっている場合や高齢者の場合には重症化し，呼吸不全を起こす場合もある。

バイオハザードマーク 般 感染性廃棄物が入っていることを表す印。赤色（液状，泥状の廃棄物用），オレンジ色（血液がついたガーゼなどの固形物用），黄色（注射針など鋭利なもの用）の3種がある。このマークのある容器の内容物は取扱いおよび廃棄の方法が別に定められている。

バイオプシー 検 →生検

肺活量【はいかつりょう】生 1回の呼吸で可能な最大の換気量で，予備吸気量（約1,500 ml）＋1回換気量（約500 ml）＋予備呼気量（約1,000 ml）である。成人男性で3〜4 L，女性で2〜3 L である。肺機能検査に用いられる。

肺癌【はいがん】病 肺の悪性腫瘍をいう。外科療法，放射線療法，化学療法などの治療方法があるが，手術不能な例も多い。

肺換気シンチグラフィー【はいかんき――】検 ^{99m}Tc-ガスまたは^{99m}Tc-エアロゾルを吸入させて行う。気道内に何らかの通過を妨げる部分があると，過剰沈着を起こすために hot spot を形成し，その末梢部分の放射能は低下する。

配偶者【はいぐうしゃ】法 夫婦の一方からみた他方を配偶者という。

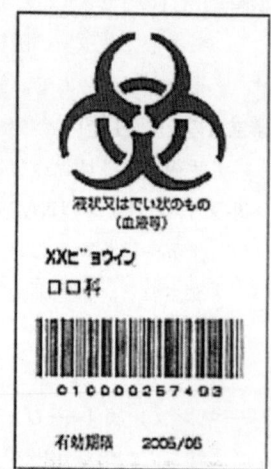

配偶者出産育児一時金【はいぐうしゃしゅっさんいくじいちじきん】法 被扶養者である配偶者が分娩をした時に出生児一児ごとに一定額が医療保険から支給される。

バイオハザードマーク

配偶者訪問看護療養費【はいぐうしゃほうもんかんごりょうようひ】法　在宅で療養している被扶養者である難病患者，末期の癌患者などで医師が必要と認めた場合に，指定訪問看護ステーションから派遣された看護師などにより療養上の世話などを受けた時に支給される。

肺結核【はいけっかく】病　結核菌による感染症で，発病者の早期発見と接触者への感染防止が重要である。通常は化学療法で治癒する。

敗血症【はいけつしょう】病　血液中に細菌や真菌が入って，それによって全身に引き起こされる炎症反応。血液培養検査で原因となっている菌を特定し，治療を行う。場合によっては成人呼吸促迫症候群や播種（はしゅ）性血管内凝固症候群（DIC）を引き起こす。

肺血栓塞栓症【はいけっせんそくせんしょう】病　静脈系にできた血栓（血のかたまり）が血流に乗って運ばれ，肺動脈に詰まって閉塞し，肺循環に障害をきたす疾患である。血栓の多くは，下肢もしくは骨盤内の静脈にでき，手術，長期寝たきり，妊娠などが引き金となるケースが多い。エコノミークラス症候群の名前の由来は，飛行機のエコノミークラスの狭い座席に，長時間同じ姿勢で座り続けることによってできた下肢の静脈血栓が原因となって起こることからきている。

肺血流シンチグラフィー【はいけつりゅう——】検　^{99m}Tc などで標識した放射性の大凝集アルブミンが多用され，静注投与後，1回循環で肺に微小塞栓を起こし，直後より撮像できる。肺腫瘍，肺塞栓症などでは血流分布の減少として陰性像となる。

肺水腫【はいすいしゅ】病　肺の中に大量の水分がたまる病気で，重症になると呼吸不全を起こし，呼吸困難に陥る。胸部X線写真や血液内のガス分析を行い，診断する。

バイタルサイン般　生命徴候。全身状態の把握の最も基本となる身体的サイン。脈拍，呼吸数，体温，血圧。

肺動脈カテーテル留置法【はいどうみゃく——りゅうちほう】検治　心臓の近くにスワン・ガンツカテーテルを挿入して，心臓の状態を観察し，末梢（まっしょう）組織への酸素供給状態や酸素消費量のデータを得ることができる。

梅毒【ばいどく】病　梅毒トレポネーマ感染により発病し，多くは性的接触に起因する。感染後3週間で症状が現れる。抗生物質の投与などを行う。

排卵障害【はいらんしょうがい】症　視床下部，下垂体，卵巣の異常による排卵の障害で，ホルモン療法，排卵誘発療法など，年齢，既婚・未婚，出産希望などにより治療方法が異なる。

白癬【はくせん】病　皮膚糸状菌というカビによって起こる皮膚病で，皮膚の表面，毛，爪に寄生するため，頭部，体部，手足，爪に発生しやすい。抗真菌剤の投与が中心の

治療となる。

白内障【はくないしょう】病　水晶体が混濁し，視力の低下をもたらす。加齢や外傷，ステロイド剤の副作用，糖尿病などが原因としてあげられる。

播種性血管内凝固症候群【はしゅせいけっかんないぎょうこしょうこうぐん】病　＝DIC。癌，白血病，敗血症，外傷などが原因で起こる血液内の凝固異常である。全身の細くて小さい血管内に小さな血栓が生じ，それに伴い血液の循環が円滑に行われず，臓器がうまく働かなくなる。

破傷風【はしょうふう】病　破傷風菌による感染症で，菌が生み出す毒素により中枢神経が侵されて，全身の痙攣（けいれん）を起こす。外傷による発症の場合は，原則として必ず破傷風トキソイドの投与を行う。

端数処理【はすうしょり】法　端数処理の計算方法は次のような場合にみられる。保険薬剤の計算の実務では「五捨五超入の速算法」が用いられる。また一部負担金を計算する時，1桁の額は四捨五入する。これは端数の処理が行われたことになる。したがって，一部負担金の額は55円なら60円，54円なら50円というように10円単位で算出される。

バセドウ病【——びょう】病　甲状腺ホルモンが過剰に分泌される甲状腺機能亢進症の代表的な病気である。新陳代謝が活発となり，脈拍が速い，異常に暑く感じる，疲れやすい，息切れ，手の震え，神経質になる，などといった症状が現れる。

バチ指【——ゆび】症　指の先端が丸く膨らんで，爪がその上に突出している状態の指をいう。肺気腫や肝硬変などでみられる。

白血球【はっけっきゅう】解　白血球は，赤血球と共に血球の主要部を占め，赤血球よりも大きく，赤血球と違って核をもっている。数は4,000〜8,000個/mm^{3}である。細菌や異物に対する食作用や抗体産生などの防御機能をもっている。

白血球数（WBC）【はっけっきゅうすう】検　末梢血一般検査。白血球は，リンパ球，単球，好酸球，好塩基球，好中球に分類される。増加で白血病や骨髄増殖性疾患，感染症，減少で再生不良性貧血など。

白血病【はっけつびょう】病　血液の癌ともいわれ，感染症や出血を伴い，適切な治療を行わなければ短期間で死に至る重大な疾患である。最近では，治療方法の発達が進み，治癒する病気となった。

バッド・キアリ症候群【——しょうこうぐん】病　肝臓から流れ出る血液を運ぶ肝静脈，または，その先の肝部下大静脈が，詰まったり狭くなることによって，肝臓から出る血液の流れが悪くなり，肝臓がうっ血して門脈（もんみゃく）の圧が上昇する疾患である。症状としては，足のむくみ，腹痛，貧血，吐血などが起こる。原因として

は，肝癌，肝腫瘍などがあげられるが，原因不明の場合が多い。厚生労働省の特定疾患に指定されている。

パニック障害【——しょうがい】病 過剰なストレスが及ぼす不安障害の１つ。ストレスの原因としては不況などの社会情勢，職場での人間関係，子どもの教育問題など。症状は突発性の激しい動悸，息詰まり感，めまい，手足のふるえ，恐怖感。乗り物に乗れなくなる，スーパーなど人の集まる所に行けなくなるなど。治療は，原因を調べ，ストレスを軽減する。他に認知療法や抗不安薬や抗うつ薬などの薬物療法，行動療法がある。

バリウム 検 硫酸バリウム。陽性造影剤の１つ。経口で使う。

バルーンカテーテル 般 マイクロカテーテルの先に直径数 mm～1 cm 程度の風船がついているもので，手元の操作でこれを拡張することができる。狭くなった血管内で風船をふくらませることにより，血管を拡張し，血流を改善する。

半月板【はんげつばん】解 膝関節腔に存在する線維軟骨組織である。大腿から受ける荷重を分散し衝撃を吸収する作用と，膝関節の円滑な運動をもたらす働きがある。

瘢痕【はんこん】生 人体の組織が損傷または病変により破壊された後に，線維組織が置き換わった状態。切り傷・火傷・潰瘍などが治癒したあとに残る傷痕（きずあと）のこと。

反射【はんしゃ】生 身体外からの刺激によって生じた求心性の興奮情報が，大脳まで伝わらず脊髄などで折り返し，意識とかかわりなく個体維持と種族保存のために最適と考えられる応答が即座に起こること。

ハンスフィールドユニット 検 HU と略す。CT 値の表現法の１つ。CT 値を求める際の定数 $K = 1,000$ としたときの CT 値のこと。

ハンセン病【——びょう】病 かつて，らい病と呼ばれていた。らい菌による慢性伝染病。潜伏期は 3～20 数年で伝染経路がはっきりしない。感染力は極めて弱い。治療は化学療法が有効で，潰瘍や壊疽には形成術を行う。1998 年，患者を強制入院としていた「らい予防法」が廃止された。

【ひ】

ピークフローメーター 般 喘息や肺疾患の患者が自己管理のために使うコンパクトな機器。思い切り吸った息を一気にピークフローメーターに吹き込みその速度を測る。朝夕に計測し，喘息日記などに記録する。

鼻腔【びくう】解 呼吸で出入りする空気の通路の１つで，鼻粘膜でおおわれ，鼻中隔で正中で左右に分かれる。鼻腔内に上・中・下鼻甲介が張り出し，中および下鼻甲介によっ

て上・中・下鼻道に分かれる。吸気を温め，湿気を与える。→ p. 134，138，図 10，16

腓骨【ひこつ】解　脛骨の外側に並んでいる長い管状骨で下腿骨の1つである。脛骨よりも細く，上下両端は隆起してそれぞれ腓骨頭と外果（くるぶし）となる。→ p. 126，127，図 1，2

鼻出血【びしゅっけつ】症　鼻をほじくる，くしゃみをするといったことから発生することが多いが，腫瘍，外傷，高血圧，動脈硬化でも発生する。

脾臓【ひぞう】解　腹腔の左上部にあり，横隔膜に接する。暗赤色で長径が約 10 cm の卵円形をなしている。機能としては細菌などに対する食作用，古くなった赤血球の破壊，リンパ球生成，血液濾（ろ）過などがある。→ p. 131，133，134，図 6，8，11

肥大型心筋症【ひだいがたしんきんしょう】病　心臓の左室壁が異常に肥大し，左室機能が低下する病気で，治療方法は心機能や不整脈の予防を主としたものになる。

尾椎【びつい】解　脊柱の一部で仙椎より下方にある椎骨のこと。退化した 3〜5 個の尾椎が融合して尾骨となっている。第一尾椎に相当する部分には短い横突起が左右に突起しており，椎骨としての特徴が残っている。→ p. 126，127，図 1，2

非定型【ひていけい】般　A 疾患と B 疾患の両方に類似症状を示す場合，症状と経過などからどちらの疾患か明確化できない疾患を──非定型疾患という。　例：──肺炎。

ヒト絨毛性ゴナドトロピン（hCG）【ひとじゅうもうせい──】検　内分泌学的検査。採血による。胎盤絨毛細胞にて合成，分泌される。血中 hCG は受精後 1〜2 週間頃から検出され以後急速に上昇し，10 週前後がピークとなり 15 週以降は一定値を示す。妊娠の診断・経過観察，胞状奇胎の診断に用いる。

皮内反応【ひないはんのう】検　抗原を皮膚の浅いところに注射し，免疫の有無をみる検査。ツベルクリン反応や，食物，薬剤の過敏症の診断に用いる。減感作（げんかんさ）療法の治療開始濃度の決定ができる。

泌尿器系【ひにょうきけい】解　血液を濾（ろ）過して尿を生成する腎臓と，その尿を一時貯え体外に排出する尿管・膀胱・尿道をあわせた器官系をいう。→ p. 135，図 12

被曝防護の三原則【ひばくぼうごのさんげんそく】般　時間・距離・遮蔽（しゃへい）の3つをいう。

被扶養者【ひふようしゃ】法　被保険者により扶養される者をいう。被保険者の被扶養者になるためには，①一定の身分関係（例　配偶者，6 親等内の血族，3 親等内の姻族など）と，②生計を同じくすること，の2つが必要である。

被保険者【ひほけんしゃ】法　被保険者になれば保険者の保健事業等のサービスおよび保険給付を受ける資格を得る，と同時に毎月保険料を支払う義務を負う。被保険者は

強制被保険者，任意継続被保険者，任意包括被保険者に分けられる（医療保険）。
　介護保険では40歳以上の人を被保険者としている。そのうち65歳以上の人を第1号被保険者，40歳以上65歳未満の医療保険加入者を第2号被保険者とする。保険料の徴収や保険給付が区別されている（介護保険）。

被保険者証【ひほけんしゃしょう】法　被保険者であることの証明書であり，一般には「保険証」といわれるが，正式には「被保険者証」という。

びまん 般　一面・全体に広がり及ぶこと。変化が全体のほとんどに広がっていること。例：──性外耳炎。

日雇特例被保険者【ひやといとくれいひほけんしゃ】法　日々雇い入れられる労働者（日雇労働者）も健康保険法が定める日雇特例被保険者となる。この場合，日雇特例被保険者手帳の交付を保険者（政府）より受ける。

病院【びょういん】法　医師または歯科医師が診療（医業）を行う場所であり，20人以上の患者を入院させるための施設を有するものをいう。

病院等の開設者【びょういんとうのかいせつしゃ】法　開設者と管理者は医療法では区別されている。開設者は経営者であり，管理者は医業（診療）そのものを管理する者であり病院長または院長と呼ばれる。開設者が臨床研修修了医師である時は原則としてその開設者が管理者となる。

病院等の管理者【びょういんとうのかんりしゃ】法　病院または診療所の開設者は，その病院または診療所が医業を行うものである場合は臨床研修修了医師に管理させなければならない。病院の管理者を院長または，病院長という。

病院等の休止【びょういんとうのきゅうし】法　病院の開設者，または医師（臨床研修修了医師）でない診療所の開設者は，正当な理由がないのに1年を超えて休止できない。休止したときは10日以内に都道府県知事に届け出なければならない。

病院等の再開【びょういんとうのさいかい】法　休止した病院または診療所を再開した時は，10日以内に都道府県知事に届け出なければならない。

病院等の清潔の保持【びょういんとうのせいけつのほじ】法　病院または診療所は清潔を保持するものとし，その構造設備は，衛生上，防火上および保安上安全と認められるようなものでなければならない。

病院の開設の許可【びょういんのかいせつのきょか】法　病院を開設しようとする時または医師（臨床研修修了医師）でない者が診療所を開設しようとする時，その開設地の都道府県知事の許可を受けなければならない。また，病院を開設した者が病床数，病床の種別（精神，感染症，結核，療養，一般）を変更する時も同じである。

病院報告【びょういんほうこく】法　病院は毎月，保健所に病院報告（外来患者数，入院患

者数など）を提出している。この病院報告に基づいて健康保険法の1日平均入院患者数，平均在院日数，所要の看護員数などを算出することになる。

標準負担額【ひょうじゅんふたんがく】[法]　入院中の患者は基本的に食事の提供を受ける。この食事の費用については保険者から入院時食事療養費として保険給付が行われるが，その一部は入院中の患者自身が負担する。この患者が負担する額を標準負担額という。

標準負担額減額【ひょうじゅんふたんがくげんがく】[法]　入院時食事療養費の給付において，被保険者が負担する額を標準負担額という。生活保護世帯，所得のない非課税の場合にはこの標準負担額が減額される。この減額されたものをいう。

標準報酬月額【ひょうじゅんほうしゅうげつがく】[法]　標準報酬月額は，被保険者が毎月事業主（会社等）から受け取る給与の額（4・5・6月の3か月間の月平均の額）が標準報酬月額等級（第1級から第39級）の何等級に該当するかで決まる。標準報酬月額は，たとえば，埋葬料は標準報酬月額の範囲内で現金給付される，というように用いられる。

標準報酬日額【ひょうじゅんほうしゅうにちがく】[法]　標準報酬日額は，被保険者が毎月事業主（会社等）から受け取る給与の額（4・5・6月の3か月間の月平均の額）が標準報酬月額等級（第1級から第39級）の何等級に該当するかで決まる。標準報酬日額は，たとえば，傷病手当金は3日間連続して休んだ4日目以降について，病気で休んだ日数について，1日につき標準報酬日額の6割が現金給付される，というように用いられる。

標準予防策【ひょうじゅんよぼうさく】[般]　→スタンダードプリコーション

病床の種別【びょうしょうのしゅべつ】[法]　医療法では病院における病床の種別として，精神病床，感染症病床，結核病床，療養病床，一般病床を定めており，病院はいずれかの病床を設ける。

病棟クラーク【びょうとう——】[般]　病棟内のナースステーションに常駐し，医師や看護師などのスケジュール管理，医師・看護師と患者の連絡・調整，医療事務と病棟補助業務などを行うなど医療行為をスムーズに行えるよう補佐する職員。

日和見感染症【ひよりみかんせんしょう】[疾]　免疫不全の状態の患者にみられる感染症で，健康な人ではかからないような病原性の弱い微生物による感染症のこと。

びらん[疾]　皮膚や粘膜の上皮（上層の細胞）が剝がれ落ち，その下層が露出した状態をいう。びらんより深部に障害・欠損が起こると潰瘍となる。

ピンセット[般]　→鑷子(せっし)

【ふ】

ファイバースコープ 検　直径数μmの光ファイバーを数万本束ねた柔軟性のある内視鏡。目的部位および検査によりさまざまな種類があり、吸水や生検などの操作を行うことができる。

ファンクショナルイメージ 検　シンチカメラによる放射性同位元素（RI）動態機能検査によって得られたデータを、1枚の像としてイメージ表示したもの。臓器内の動態の早い部分、遅い部分をその度合いに応じて明暗または色分けして表示する。

不安障害【ふあんしょうがい】病　不安が量的に過剰で、質的に納得できないことを自覚し、社会的な生活が困難なもの。対象が特定された恐怖とは異なり、対象がなく漠然とした恐れの感情が不安で、動悸や手足のふるえなどを伴う。6か月以上続くもの。治療は薬物療法と心理療法。

フィブリノゲン（Fbg） 検　出血・凝固検査。肝実質細胞で産生され、80％が血漿中に、残りは組織中に存在し、生体の防御反応に関与する。減少で出血傾向を示す。

風疹【ふうしん】病　いわゆる3日ばしか。2〜3週間の潜伏期間後発症し、発疹・リンパ節の腫れ、発熱が特徴である。妊娠早期に感染すると胎児に先天性風疹症候群を引き起こす。1〜7歳半までに予防接種を受ける。

風疹ウイルス抗体【ふうしん——こうたい】検　ウイルス感染症検査。採血または髄液採取による。風疹ウイルスは、直径60 nmのRNAウイルスである。

フェリチン 検　生化学検査。採血による。3価の鉄とアポフェリチンが結合した可溶性の鉄貯蔵タンパクである。血清鉄の維持にあたっている。肝細胞、脾臓、骨髄などの網内系細胞や肺、心臓、骨、腸管など広範囲に分布している。貧血の指標となる。

腹（伏）臥位【ふくがい】般　腹部を下にして、うつ伏せに寝た姿勢。

腹腔穿刺法【ふくくうせんしほう】検 治　腹腔内にたまった液体を、診断や治療の目的で体外に排出する方法。腹部レントゲンや超音波検査などで腹腔内を観察しながら行う。

副交感神経【ふくこうかんしんけい】解　自律神経の1つで中脳から出る動眼神経や延髄から出る顔面神経などがあるが、大部分は迷走神経である。心臓、肺、胃腸などに幅広く分布し、交感神経系と拮抗的に働く。

福祉用具貸与【ふくしようぐたいよ】法　特殊寝台、車イスなどの介護用具の貸与を行うサービス。

副腎【ふくじん】解　左右の腎臓の上に1つずつある三角状の扁平な内分泌器官である。内側は髄質、外側は皮質からなり、髄質からカテコールアミンを、皮質からはステ

ロイドホルモン（副腎皮質ホルモン）を分泌する。→ p. 135, 図12

副腎皮質刺激ホルモン（ACTH）【ふくじんひしつしげき——】検　内分泌学的検査。下垂体前葉から分泌され副腎皮質からのステロイド分泌（コルチゾール分泌）を調節している。視床下部-下垂体-副腎皮質系の疾患の診断と病態の解明に用いる。

腹水【ふくすい】症　腹腔内にさまざまな原因により，体液が異常にたまった状態をいう。肝硬変症，低タンパク血症，癌性腹膜炎などに伴って起こる。

副訴【ふくそ】般　患者の訴える症状の中で中心的な症状以外の症状。

副鼻腔【ふくびくう】解　鼻腔の周囲にある頭蓋骨内の多数の空洞で，鼻腔と細管や孔でつながっている。上顎（がく）洞，蝶形骨洞，前頭洞，篩（し）骨洞の4つからなる。頭蓋骨を軽くしている。

副鼻腔炎【ふくびくうえん】病　＝蓄膿症。副鼻腔の炎症で，起因菌は肺炎球菌，インフルエンザ菌，黄色ブドウ菌であることが多い。抗生物質の投与，副鼻腔洗浄，ネブライザー療法などで治療する。

腹膜【ふくまく】解　腹腔と骨盤腔と内臓をおおう漿膜（しょうまく）を腹膜といい，腹腔内の壁と骨盤腔内の壁をおおう壁側腹膜と内臓をおおう臓側腹膜に区別される。胸膜，心膜と共に漿膜の1つで，漿液でぬれていて滑りやすく傷つかない。

腹膜炎【ふくまくえん】病　さまざまな原因によって起こる腹膜の急性炎症をいう。細菌性の炎症は重症の場合には，急激に死亡に至る場合もある。

腹膜後器官【ふくまくごきかん】解　腹膜腔の外にある臓器のこと。後腹壁に接着し，前面のみが腹膜でおおわれる。主なものに腎臓，膵臓，十二指腸などがある。

腹膜透析【ふくまくとうせき】治　→血液浄化法

浮腫【ふしゅ】症　むくみのこと。腎臓病や心臓病などが原因で皮下組織に，リンパ液や組織液が異常に貯留している状態。その原因は血管の透過性の亢進，血漿浸透圧の低下などである。

不随意筋【ふずいいきん】解　自律神経の支配下にあって，心臓や胃などの内臓のように，意識して自由に動かすことができない筋肉のこと。内臓筋，心筋および一部の骨格筋がこれに属する。⇔随意筋。

不正性器出血【ふせいせいきしゅっけつ】病　→機能性子宮出血

不整脈【ふせいみゃく】症　規則正しい心臓の動きが，何らかの原因で不規則になり，重症の場合には死亡に至ることもある。不整脈には，心室細動，期外収縮などがあり，救急処置が必要なことがある。

普通徴収【ふつうちょうしゅう】法　市町村が納付書により直接，個別に保険料を徴収すること。第1号被保険者で年金給付が一定額に満たない人は普通徴収の対象となる。

ブッキー撮影装置【——さつえいそうち】検　受像部にブッキー装置が備わっている X 線撮影台。

ブドウ球菌感染症【——きゅうきんかんせんしょう】病　ブドウ球菌は自然界に広く分布しており，皮膚や粘膜にも常に存在している。黄色ブドウ球菌，表皮ブドウ球菌などがあり，外傷などで組織内に入った時に感染症として発症する。

ぶどう膜炎【——まくえん】病　ぶどう膜は，眼球の外膜と内膜にはさまれた中間の層で，虹彩・毛様体・脈絡膜の連続した組織で形成されている。このぶどう膜に炎症が起こること。炎症の部位によって虹彩炎，脈絡膜炎，網膜脈絡膜炎（脈絡膜とその上の網膜の両方に及ぶ炎症）と呼ばれることもある。

不服申し立て【ふふくもうしたて】法　被保険者の資格，標準報酬または保険給付に関する処分に不服がある者は，社会保険審査官に対して審査請求をし，その決定に不服がある者は社会保険審査会に対して再審査請求ができる。

不飽和鉄結合能（UIBC）【ふほうわてつけつごうのう】検　生化学検査。採血による。総鉄結合能から血清鉄を引いたものをいう。鉄欠乏性貧血の指標となる。

不明熱【ふめいねつ】症　発熱が 3 週間以上続き，38.3℃以上の発熱が数回続き，1 週間以上の入院でも原因がわからない発熱。原因としては感染症，悪性腫瘍，膠原病などがあげられる。

ブラウン法【——ほう】検　注腸など，逆行性の検査を行う際，水や食事制限，下剤の投与などを行う前処置法。腸洗浄が不要なため患者の負担が少ない。

プラセボ殿　＝偽薬。治験薬と外見（色・形・大きさなど），重さ，味覚，硬さなどは全く同じで，薬理効果はない製剤（偽薬）のこと。薬の効果判定の二重盲検法に対照薬として用いる。患者には心理的効果を現す場合がある。

フルクトサミン（FRA）検　生化学検査。採血による。安定したケトアミンとなった糖化タンパクの総称である。大部分がアルブミンに由来する。10〜12 週間の血糖値に比例する。

プローブ殿　超音波診断装置で，超音波の発生と検出を行う探触子。

プロトロンビン時間（PT）【——じかん】検　出血・凝固検査。プロトロンビンは血液凝固因子の 1 つで因子の中で一番多く，止血の中心的役割を果たす。出血があると肝臓で作られたプロトロンビンがトロンビンに変わりトロンビンが血中のフィブリノゲン（線維素）を水に溶けにくいフィブリンに変え凝固させる。時間の延長で肝硬変，肝癌などの肝疾患や DIC。保険上トロンボテストとは同時測定しない。

プロラクチン（PRL）検　内分泌学的検査。下垂体前葉の PRL 分泌細胞から分泌される。プロラクチノーマを疑った場合や月経異常，男性機能異常を認めた場合の必須

の検査である。

糞便中脂肪定量【ふんべんちゅうしぼうていりょう】検 糞便中の脂肪は，大部分が食事による非吸収脂肪で，中性脂肪，脂肪酸，リン脂質，糖脂質などである。経口摂取と便中排泄量の差分により吸収率を求めたり，膵臓や腸管などの疾患の補助診断になる。

分裂病【ぶんれつびょう】病 →統合失調症

【へ】

平均在院日数【へいきんざいいんにっすう】法 入院基本料では平均在院日数が 26 日以内であるか，超えるかにより区別されている。前月を含めた連続する 3 か月の合計入院患者延べ数を，該各 3 か月における各月の新入院および退院患者数を合算し 2 で割って算出した数字で割ることにより，入院患者の平均在院日数が出る。

平均赤血球恒数【へいきんせっけっきゅうこうすう】検 個々の赤血球の平均容積。ヘモグロビン含量，ヘモグロビン濃度を絶対値で表したもの。貧血の鑑別診断に用いる。

平均赤血球ヘモグロビン濃度（MCHC/MCC）【へいきんせっけっきゅう——のうど】検 赤血球中のヘモグロビン濃度を％で表したもの。感染症，出血，白血病で増加し，無顆粒球症，再生不良性貧血，悪性貧血，白血病，骨髄異形性症候群，ウイルス感染症，AIDS で減少する。

平均赤血球ヘモグロビン量（MCH）【へいきんせっけっきゅう——りょう】検 赤血球中に含まれる平均ヘモグロビン量を絶対値で表したもの。貧血の鑑別診断に用いる。

平均赤血球容積（MCV）【へいきんせっけっきゅうようせき】検 赤血球の平均容積を絶対値で表したもの。貧血の鑑別診断に用いる。

平衡障害【へいこうしょうがい】症 めまい。内耳性と中枢性があり，内耳性の場合は嘔気や嘔吐の自律神経症状を伴うことが多い。安静にしていれば自然に治まることが多い。

ベーチェット病 病 日本を含むシルクロードと呼ばれる地域に多く発生する病気で，原因不明。口の中に潰瘍ができたり，皮膚の斑点などが特徴。厚生労働省の特定疾患に指定されている。

ベノグラフィー 検 静脈造影検査。放射性同位元素（RI）を用いる場合は RI ベノグラフィーと呼ばれる。

ヘマトクリット（Ht）検 末梢血一般検査。全血液中の赤血球の占める割合を％で表示したもの。赤血球容積を示す。貧血の程度を知ることができる。

ヘモグロビン（Hb）検 ＝血色素。末梢血一般検査。ヘモグロビンは，末梢血液 100 ml

中に含まれる血色素（Hb）量をいう。赤血球が赤いのはHbがヘム（鉄）とヘムを支えるグロビンから構成されているためである。赤血球中のHbにはHbA$_1$（約90%），HbA$_2$（約3%），HbA$_{1C}$（HbA$_1$のβ鎖にグルコースを結合している。約4%），胎児Hb（HbF約1%）がある。高値で多血症，血液濃縮（脱水症）を，低値で貧血，血液希釈を示す。

ヘモグロビンA$_{1C}$（HbA$_{1C}$／A$_{1C}$） 検 血液学的検査。グリコヘモグロビンともいう。糖尿病の治療と血糖コントロールの指標。採血時よりさかのぼって1〜2か月間の血糖コントロール状態を反映する。

ヘリカルCT 般 X線管と寝台とを同時に移動させ，より短時間で連続したボリュームデータを得ることのできるCT。らせんCTとも呼ばれダイナミック検査や3次元CTも可能になる。

ヘリコバクター・ピロリ菌 病 胃炎や胃潰瘍，十二指腸潰瘍の原因菌とされ，胃癌の原因の1つともなっている，らせん状の菌。菌が分泌する酵素が尿素を分解してアンモニアにし，これが胃の粘膜を弱め，障害を起こすという機序が考えられている。治療はランソプラゾール（プロトンポンプインヒビター：PPI），アモキシシリン，クラリスロマイシンを1週間，併用の除菌による。2000年より保険適用となっている。除菌率は75〜90%。

ヘリコバクター・ピロリ抗体【──こうたい】 検 免疫学的検査。ヘリコバクター・ピロリに感染すると出現する抗体で，陽性になると感染していると診断する。感染後除菌治療のモニタリングにも適している。慢性消耗性疾患や免疫抑制剤，抗癌剤などで免疫低下している場合は必ずしも高値を示すとは限らないことがある。

ペルオキシダーゼ染色【──せんしょく】 検 骨髄塗抹標本の染色。顆粒系，単球系細胞は陽性にリンパ球系細胞は陰性に染まる。ペルオキシダーゼは過酸化水素の存在下で基質の酸化を触媒する酵素。急性白血病FAB分類で芽球が3%以上の場合は急性骨髄性白血病（AML）とし，3%未満では急性リンパ性白血病（ALL）とする。

ヘルパンギーナ 病 水疱性口峡炎。herpangina。コクサッキーウイルス感染症の1つで，夏に多く，乳幼児に多発する。潜伏期は2〜4日で突然の発熱（38〜40℃）が数日続き，倦怠感，食欲不振で，食欲があっても口腔内の発疹で痛くて食べられない。発疹は水疱から小潰瘍になり解熱後消失する。治療は対症的で予後は良好である。

ヘルペス脳炎【──のうえん】 病 単純ヘルペスウイルスI型により発症する。発熱，意識障害，痙攣（けいれん）などが主症状で，重症な場合には死亡や後遺症が残る場合がある。

片麻痺【へん（かた）まひ】 病 体の左右どちらかの上肢・下肢両方に起こる麻痺のことで

ある。脳卒中などの脳血管障害によって,大脳の四肢や顔面などの運動をコントロールしている領域が障害を受けた時に起こる症状で,病変部の反対側の上下肢に麻痺が起こる。

変形性股関節症【へんけいせいこかんせつしょう】病　股関節がすり減ったり,骨の発達による変化が原因で起こる。痛みや歩行障害,関節の動く範囲が制限されたりする。安静や杖などによる股関節への負荷軽減による経過観察のほか,手術が必要な場合もある。

変形性膝関節症【へんけいせいしつかんせつしょう】病　加齢や肥満などにより膝関節に負荷がかかり,関節軟骨に変形が起こる。関節内骨折や関節炎などによっても引き起こされる。

ベンス・ジョーンズタンパク定性（BJP定性）【――ていせい】検　尿検査。骨髄腫の患者より発見したタンパク。56℃で白濁凝固し,100℃で溶解するのが特徴。

便潜血検査【べんせんけつけんさ】検　糞便中の血液の混入の有無を調べる検査。採便法が正しくないと正確な検査ができないので,患者にわかりやすく説明する。消化管出血,寄生虫感染,腸結核,細菌性大腸炎,赤痢感染,痔などで陽性になる。

胼胝【べんち】病　「たこ」とも呼ばれる。

ベンチレーター処　→レスピレーター

扁平上皮【へんぺいじょうひ】解　上皮組織の1つで,扁平な形の細胞。1層の単層と2層以上に積み重なった重層に分けられる。単層扁平上皮は,血管やリンパ管の内皮など,重層扁平上皮は皮膚の表皮などである。

返戻【へんれい】法　保険医療機関のレセプト（診療報酬明細書）の提出を受けた支払基金または国保連合会の審査により,健康保険の被保険者資格喪失者であった,診療内容について実施根拠を求めたりする,などの理由を明示した付箋をレセプトにはり,当該保険医療機関に差し戻すことをいう。

【ほ】

包茎【ほうけい】病　男性生殖器の亀頭が包皮によりおおわれている状態をいい,仮性包茎と真性包茎がある。幼・小児期の仮性包茎は特に治療の必要はない。

傍系尊属（卑属）【ほうけいそんぞく（ひぞく）】法　血族（本人の親族）,姻族（配偶者の親族）の親族表に基づいて,傍系尊属とは直系尊属を中心として,その兄弟姉妹のように横に広がる親族をいう。傍系卑属とは自分より下の子,孫などの直系卑属を中心として,その兄弟姉妹のように横に広がる親族をいう。

縫合【ほうごう】治　＝ナート。縫い合わせることで,特に外科手術や外傷などの治療で患

部を切開した後を縫い合わせることをいう。

膀胱【ぼうこう】解　腎臓から尿管を通って送られてきた尿を一時的に貯え，内圧が高まると尿道を経て排尿を起こす袋状の器官。350〜700 ml を貯えることができる。骨盤腔内にあり，男では直腸の前，女では腟の前で子宮の下にある。→ p. 135, 136, 図12, 13

膀胱炎【ぼうこうえん】病　排尿時の痛み，頻繁な尿意，尿のにごりが主症状で，多くは細菌による感染が原因である。女性の場合は大腸菌による感染が多い。

膀胱腫瘍【ぼうこうしゅよう】病　膀胱内にできる悪性腫瘍で，ほとんどは血尿が初期症状である。膀胱鏡，組織生険が行われ，CTや超音波検査などの画像診断などで診断する。

膀胱尿管逆流症【ぼうこうにょうかんぎゃくりゅうしょう】病　膀胱から尿管へ尿が逆流することを防ぐ機能が損なわれる病気で，慢性腎盂炎の原因となる。手術により治療することが多い。

膀胱・尿道結石【ぼうこう・にょうどうけっせき】病　膀胱や尿路に結石がたまる病気で，尿をうまく体外に排出できないことが多い。血尿や，排尿時の痛み，頻尿が主症状である。膀胱鏡検査で確定診断を行う。

放射線【ほうしゃせん】般　電磁波または粒子線のうち，直接または間接に空気を電離する性質がある。医療では，X線写真，CTなどの画像診断や，放射線照射などの治療に用いられる。

放射線感受性【ほうしゃせんかんじゅせい】般　細胞の種類や条件などにより放射線に対する抵抗力などが異なる。

放射線業務者の健康診断【ほうしゃせんぎょうむしゃのけんこうしんだん】般　放射線業務に常時従事する労働者で管理区域に立ち入る者に対して，6か月以内に1回，定期に血液，白内障，皮膚の検査および被曝の調査を実施することが管理者の義務となっている。

放射線障害【ほうしゃせんしょうがい】般　放射線の生物学的作用によって，脱毛，紅斑など生体に生じる障害のこと。

放射性同位元素【ほうしゃせいどういげんそ】般　＝ラジオアイソトープ（RI）。原子番号が同じで，中性子の数が異なる原子または原子核。

放射能【ほうしゃのう】般　放射性核種が崩壊して，それに伴い放射線を放出する能力。もしくは単位時間当たりに崩壊する原子数。単位はBq，またはCi。

訪問介護【ほうもんかいご】法　＝ホームヘルプサービス。居宅介護サービスの1つ。ホームヘルパーが居宅を訪問して，身体介護や家事援助を行う。

訪問看護【ほうもんかんご】[法] 居宅介護サービスの1つ。看護師などがかかりつけ医の指示に基づいて療養上の世話，または必要な診療の補助を行う。

訪問看護療養費【ほうもんかんごりょうようひ】[法] 在宅で療養している難病患者，末期の癌患者などで医師が必要と認めた場合に，指定訪問看護ステーションから派遣された看護師などにより療養上の世話などを受けた時に支給される。

訪問入浴介護【ほうもんにゅうよくかいご】[法] 居宅介護サービスの1つ。入浴チームが居宅を訪問して，入浴車などで浴槽を提供して入浴の介護を行う。

訪問リハビリテーション【ほうもん──】[法] 居宅介護サービスの1つ。理学療法士，作業療法士などが居宅を訪問して必要なリハビリテーションを行う。

ポータブル撮影法【──さつえいほう】[検] 撮影室に移動困難な患者を，移動型X線装置を病室などに運び撮影を行う。患者以外の人は防護の3原則などにより被曝軽減を図る必要がある。

ホームヘルプサービス [法] →訪問介護

保管廃棄（放射性物質）【ほかんはいき】[般] 放射性物質の処理法の1つであり，放射性廃棄物の減衰を待つ廃棄。

ボクセル [般] 2次元のピクセルに対して，さらに厚さを加味した3次元の立体データ。

ぼけ [病] →認知症

保険医【ほけんい】[法] 医師法の医師が，健康保険法等が定める医療保険の保険診療を担当しようとする時は都道府県社会保険事務局に届出により保険医として登録しなければならない。

保険医療機関【ほけんいりょうきかん】[法] 医療法の医療提供施設が，健康保険法等の医療保険の保険診療を担当しようとする時には健康保険法上の指定医療機関とならなければならない。この指定医療機関を保険医療機関という。なお，高度先進医療を行うものを特定承認保険医療機関という。

保険外負担【ほけんがいふたん】[法] 保険診療では保険医療機関が患者から徴収する費用は，一部負担金，入院時食事療養費の標準負担額などである。しかし，保険外負担として，たとえば，おむつ代など，社会常識上で妥当な範囲で個別費用ごとに実費徴収ができる。

保険給付【ほけんきゅうふ】[法] 介護保険では，要介護等の認定を受けた被保険者に保険給付（介護サービス）が行われる。要支援者に対する予防給付，要介護者に対する介護給付などがある。原則として費用の9割が保険から給付され，残りの1割が利用者負担となる。

保険給付の制限【ほけんきゅうふのせいげん】[法] 被保険者または被保険者であった者が

保険給付を受けられる場合であっても，①わざと（故意に）傷病者となった時，②闘争，泥酔，または著しい不行跡による傷病である時，③少年院，刑務所などに入った時，④正当な理由がなく診療上の指示に従わない時，⑤不正に保険給付を受けようとした時，などに該当する時は保険給付の全部または一部の支給は行われない。これは被保険者が該当した場合に限らず，その被扶養者が該当した場合も同様である。

保険給付の方式【ほけんきゅうふのほうしき】|法| 保険給付を受ける資格のある者を被保険者というが，その被保険者があらかじめ保険者に保険料を支払い，保険事故（負傷，疾病など）が発生した時に保険給付が行われるという方式を社会保険方式といい，保険給付はこの方式によっている。

保険者【ほけんじゃ】|法| 保険料の徴収，保険給付，保健事業などを行う保険の運営主体のこと。介護保険では全国の市町村（特別区）が運営主体（保険者）となり，保険料を徴収し保険給付を行っている。

保険薬剤師【ほけんやくざいし】|法| 薬剤師法の薬剤師が，健康保険法等の医療保険の保険診療を担当しようとする時は都道府県知事に届出により保険薬剤師とならなければならない。

保険料【ほけんりょう】|法| 保険料は，事業主と被保険者が折半し，その保険料を保険者に支払わなければならない。

保険料等の消滅時効【ほけんりょうとうのしょうめつじこう】|法| 保険料その他この法律の規定による徴収金を徴収し，または還付金を受ける権利および保険給付を受ける権利は，2年を経過した時は，時効により消滅する。

保険料等の滞納処分【ほけんりょうとうのたいのうしょぶん】|法| 保険料等の督促を行っても指定期日までに納付がない時は，国税の滞納処分を行い，また延滞金の徴収を行う。

保険料等の督促【ほけんりょうとうのとくそく】|法| 保険料等を滞納する者がある時は，保険者は期限を指定してこれを徴収しなければならない。

母子保健法【ぼしほけんほう】|公費| 母性ならびに乳幼児の健康の保持・増進を図るために，妊産婦や乳幼児に対する保健指導や検診などの他，未熟児に対する養育医療などについて定めている。

ホスピス|般| 癌などで死期の近い患者とその家族を対象に，身体的苦痛を和らげ，精神的支援を行い，残された生存期間をより快適で意義のある生き方ができるようにする施設。病気の治癒より，QOL（生活の質）に配慮を置くもの。

母体保護法【ぼたいほごほう】|医法| 不妊手術および人工妊娠中絶に関する事項を定める

こと等により，母性の生命・健康を保護することを目的とする法律である。1996年に「優生保護法」から改正された。

発疹【ほっしん】症 皮膚や粘膜にみられるぶつぶつの肉眼的病変をいう。紅斑，紫斑，色素斑などがある。麻疹・風疹・水痘などでみられる。感染性とアレルギー性の発疹がある。

ホメオスタシス 生 →恒常性

ポリープ 症 一般的に皮膚や粘膜の表面に，キノコ状もしくは球状に突出して盛り上がったはれもの（腫瘍）の総称。消化管の粘膜に生ずることがあり，胃や腸のイボのようなものといえる。形や大きさは球・楕円・卵形などで米粒大から親指大など種々あり，大きいものは時に出血を起こす。炎症性と良性腫瘍があり，まれに悪性腫瘍に変化する。

ボリュームレンダリング 般 ボクセルを積み上げていき，立体的に画像を構築することにより3次元画像を作成する方法。

【ま】

マイクロカテーテル 検 直径約1 mmから先端0.7～0.8 mmの極細カテーテル。IVRに用いられるために開発された。末梢血管まで挿入可能。

マイコプラズマ抗体（MP）【——こうたい】 検 免疫学的検査。抗マイコプラズマ IgM抗体測定法が開発され早期診断に役立つようになった。マイコプラズマは呼吸器感染症の病原体で長期の乾性咳嗽(かんせいがいそう)が特徴であり，マイコプラズマ性肺炎を起こす。流行する年がある。

マイコプラズマ肺炎【——はいえん】 病 市中感染で多く起こり，主として10～30歳代の患者がほとんどである。感染は菌の飛沫により，家庭内や学校内に蔓延しやすい。

埋葬費【まいそうひ】 法 被保険者，または被保険者であった人が死亡した時，その人によって生計を維持していた人（被扶養者）がいない場合，実際に埋葬を行った人に埋葬料の金額の範囲内で埋葬に要した実費が埋葬費として支給される。

埋葬料【まいそうりょう】 法 被保険者，または被保険者であった人が死亡した時，その人によって生計を維持していた人（被扶養者）が埋葬を行う場合に，所定の金額が埋葬料として医療保険より支給される。

マグネシウム（Mg） 検 生化学検査。採血または尿検査。電解質成分。多くは細胞内液中に存在する，二価の陽イオン。ヒトの骨に50～60％，筋肉に25％ぐらい存在する。アミノ酸活性やタンパク合成に関与する。腎障害，ケトアシドーシス，Addison病の際に高値になる。

麻疹（はしか）【ましん】[病]　麻疹ウイルスの感染で，急な発熱と発疹が特徴。10日前後の潜伏期間を経て発熱，3～4日後に発疹する。1～7歳半の間に予防接種を受ける。

麻疹ウイルス抗体【ましん——こうたい】[検]　ウイルス感染症検査。採血または髄液採取による。麻疹ウイルスは直径120～230 nmの球形RNAウイルスである。

末期医療【まっきいりょう】[般]　ターミナルケア。

末梢血液像（BB）【まっしょうけつえきぞう】[検]　末梢血一般検査。末梢血 $1\,\mu l$ 中の数で算出する。核を有した顆粒球系（好中球，好酸球，好塩基球），リンパ球，単球の5種に分類される。好中球は感染防御力と密接に関係し，リンパ球は免疫機能と関係する。小児でリンパ球が多く，成人になるにしたがって好中球が多くなる。

末梢神経【まっしょうしんけい】[解]　中枢神経から全身に分布する神経で体性神経と自律神経に大別される。身体が感受した刺激は末梢神経から中枢神経に伝達され，中枢神経からの指令が末梢神経に下り，反応や行動が起きる。→ p. 132, 図7

麻薬【まやく】[般]　麻酔作用があり，常用すると習慣性となって中毒症状を起こす物質の総称。アヘン・モルヒネ・コカインの類をいう。「麻薬及び向精神薬取締法」によって規制されている。

麻薬及び向精神薬取締法【まやくおよびこうせいしんやくとりしまりほう】[法]　麻薬および向精神薬の輸入，輸出，製造，製剤，譲渡，所持などについて必要な取締りを行うとともに，麻薬中毒者について必要な医療を行う等の措置を講ずること等により，麻薬および向精神薬の濫用（らんよう）による保健衛生上の危害を防止し，公共の福祉の増進を図ることを目的とした法律。昭和28年より施行された。

マルチスライスCT　[検]　ヘリカルCTの検出器を体軸方向に複数設けることにより，1回のスキャンで検出器分の列方向の同時スキャンが行えるもの。撮影時間の短縮により，広範囲の撮像が可能である。

マンシェット　[般]　血圧計に付属する器具。上腕部に巻きつけ，送気球で空気を送り膨らませることによって動脈を閉塞し，コロトコフ音を発生させ血圧を測定する。

慢性胃炎【まんせいいえん】[病]　胃の粘膜に慢性的に炎症がみられる状態をいう。ピロリ菌による感染が原因とみられる場合がほとんどで，それを取り除くための薬物療法が中心である。

慢性肝炎【まんせいかんえん】[病]　C型肝炎ウイルスやB型肝炎ウイルスなどにより，6か月以上肝機能障害が続く病気で，長期の治療を要する。

慢性関節リウマチ【まんせいかんせつ——】[病]　→関節リウマチ

慢性腎不全【まんせいじんふぜん】[病]　腎機能が慢性的に低下した状態で，全ての腎疾患が慢性腎不全の原因になる可能性があるが，糖尿病性や慢性糸球体腎炎が多い。

慢性膵炎【まんせいすいえん】病　アルコールを過剰に摂取することなどが原因で，膵臓が線維化する病気。腹痛，糖尿病，栄養障害などを伴う。胆石，高脂血症などでも起こることがある。

マンモグラフィー 検　＝MMG，乳房撮影法。

【み】

ミエログラフィー 検　脊髄腔造影検査。脊髄馬尾神経，脊髄神経根部に障害を及ぼしている疾患の位置，部位などの検索に用いられる。

ミエロCT 検　脊椎クモ膜下腔に造影剤を注入し，脊髄およびその周囲をX線CT画像にて描出する方法。

味覚障害【みかくしょうがい】症　味覚の消失・鈍磨・過敏などの機能異常がみられ，正常な味覚が感じられない状態。その原因は遺伝性，内分泌性，亜鉛欠乏性，神経性などがある。

ミクロフィラリア検査【――けんさ】検　患者の流血中に夜間のみに現れるため採血は夜間に行われる。昼間の採血は薬剤の頓用をする。

耳【みみ】解　頭部の左右に1対あり，聴覚と平衡感覚をつかさどる器官。外耳・中耳・内耳の3部分で構成される。→ p. 139，図18

脈拍【みゃくはく】生　心臓の血液拍出によって生じた振動波が末梢に向かって動脈壁に沿って伝播（でんぱ）した拍動。血圧や心臓の状態を推察するのに使う。

【む】

無機リン（IP）検　生化学検査。採血または尿検査。電解質成分。カルシウムの次に多く存在する無機物である。無機リンとして骨に存在し，有機リンとしてリン脂質やタンパク質リン酸化合物として脂質代謝やエネルギー代謝に重要である。

無菌性髄膜炎【むきんせいずいまくえん】病　中枢神経感染症で，エコーウイルスやコクサッキーウイルスにより引き起こされる感染症である。夏期に流行することが多い。

無呼吸発作【むこきゅうほっさ】症　低出生体重児の20秒以上続く呼吸停止，あるいは徐脈やチアノーゼを伴う呼吸停止のことをいう。

ムンテラ 般　患者およびその家族に病状などの説明をすること。ムント・テラピーを略した言葉。

ムンプス 病　→流行性耳下腺炎

ムンプスウイルス抗体【――こうたい】検　ウイルス感染症検査。採血または髄液採取による。ムンプスウイルスは直径120〜200 nmの比較的大型のエンベロープをもつウ

イルスである。流行性耳下腺炎（おたふく風邪）の病原体である。地域的限局性があり，春先に流行する傾向にある。

【め】

眼【め】[解] 顔面に左右1対ある明るさ・色などを感受して脳に送る感覚器官。眼球およびその付属器の涙腺などと視神経から構成される。→ p. 138, 図17

滅菌法【めっきんほう】[処] 全ての微生物をなくすまたは量を少なくする方法で，体内に入れる器具などは滅菌が必要である。高圧蒸気滅菌，エチレンオキサイドガス滅菌などがある。

メニエール病【——びょう】[病] さまざまなストレスにうまく対応できずに起こる典型的な心身症で，性格や行動特性が大きく関与している。難聴，耳鳴り，平衡障害が症状としてあげられる。

めまい【めまい】[病] →平衡障害

【も】

モアレ像【——ぞう】[検] 身体に干渉縞を写す光を当て，身体を立体的に3次元表示したもの。側彎（そくわん）症の観察や筋肉，骨格のゆがみを測定するのに用いられる。

毛細血管【もうさいけっかん】[解] 細動脈が分枝して細くなった血管で，毛細毛管網がつくられ合流してより太い細静脈になる。血管壁は内皮細胞1層のみよりなり，透過性が高く，しかも血流速度が非常に遅く間質液との間で物質交換やガス交換が行われやすい。

網赤血球数（Ret）【もうせっけっきゅうすう】[検] 末梢血一般検査。従来，網状赤血球と呼ばれていた。骨髄中の赤芽球の核がなくなった後，細胞質のミトコンドリアやリボソームなどが超生体染色で網の目状に染め出されるやや大型の赤血球である。

盲腸【もうちょう】[解] 小腸の後半部である回腸の末端が大腸の側面に接続しており，その境目に回盲弁があるが，その弁より下方の袋状になった部分。約7 cm長。その下端に虫垂が突出している。→ p. 134, 図11

網膜【もうまく】[解] 眼球をおおう最も内側の膜である。光の受容器である視細胞があり，写った像を神経情報に変えて視神経を通じ脳に伝わり，色や明暗を識別することができる。→ p. 138, 図17

網膜剥離【もうまくはくり】[病] 何らかの原因で網膜が網膜色素上皮細胞から剥がれてしまう状態のこと。最も多いのは，網膜に穴（裂孔）があき，眼の中にある液化硝子体がその穴を通って網膜の下に入り込むことで発生する裂孔原性網膜剥離である。

毛様体【もうようたい】解　眼球の前部強膜の内面を輪状に取り囲む組織。水晶体の厚さを変えて屈折度を調節し，焦点を合わせる働きをする。虹彩，脈絡膜と共にぶどう膜を形成する。→ p. 138, 図17

モノアミンオキシダーゼ（MAO）検　生化学検査。採血による。モノアミン類の酸化的脱アミノ化を触媒する酵素の総称。臓器の線維化をきたす疾患で高値を示す。代表的なものは肝硬変である。

モヤモヤ病【――びょう】病　脳に栄養と酸素を供給している内頸動脈が何らかの原因で狭窄ないしは閉塞してしまい，脳血流が不足する病気である。脳血流を維持するために，本来は細いはずの毛細血管が多数拡張して，タバコの煙のようにもやもやと見えるため「モヤモヤ病」と名づけられた。症状は過呼吸による手足の麻痺（まひ），知能低下など。正式には「ウィリス動脈輪閉塞症」という。厚生労働省の特定疾患に指定されている難病の１つである。

問診【もんしん】般　診察の方法の１つ。症状や病歴などについて患者に質問したり，会話によって病気についての情報を得ること。

問診票【もんしんひょう】般　現在の症状や，既往歴，家族歴，アレルギーの有無など一般的に行われる問診の内容を診察に先立って患者に記入させるように書面にしたもの。

門脈【もんみゃく】解　胃・腸などの腹部内臓管や膵臓・脾臓に分布した毛細血管の血液を集めて肝臓に送り込む静脈管である。肝臓内では再び毛細血管網をつくり，これら毛細血管間にある静脈も門脈という。→ p. 133, 図8

【や】

薬剤アレルギー【やくざい――】症　薬物アレルギー，薬剤過敏症ともいう。薬剤が体内に入りそれが抗原となると，体内にそれに対する抗体がつくられる。そして次に同じ薬剤を使用した時に抗原抗体反応を起こし，発疹など様々な症状を引き起こすこと。アナフィラキシーショック（発疹，血圧低下，呼吸困難等）など重篤な症状が出て死亡する場合もある。投与後30分以内に現れるものから，数日，2～3週間後に現れるものまで，さまざまな場合がある。

薬剤過敏症【やくざいかびんしょう】般　→薬剤アレルギー

薬疹【やくしん】症　薬の服用や塗布などが原因となって，主に皮膚に生じる皮疹・発疹のこと。薬に対してアレルギーや中毒を起こしたものである。原因の薬剤の中止により徐々に皮疹は軽快し，消失することが多い。

薬物アレルギー【やくぶつ――】病　→薬剤アレルギー

薬物依存【やくぶついぞん】病　ある特定の薬物に頼らなければさまざまなストレスに対応できない状態。薬物依存に伴う精神的,身体的障害の改善が治療目標となる。医療以外に保健,福祉,司法等の専門家の連携が重要である。

薬価基準【やっかきじゅん】法　保険診療で使用できる保険薬剤(内用薬,外用薬,注射薬)を収載するものを薬価基準という。これには薬剤の規格,その種類,単価などが書かれている。

【ゆ】

遊離型コレステロール(FC)【ゆうりがた——】検　生化学検査。採血による。脂肪酸と結合せず遊離した状態で存在する。血中コレステロールはほとんどがエステル型で,遊離型は20〜30%にすぎない。肝実質障害,肝炎,肝硬変,閉塞性黄疸,脂肪肝などの経過観察に有用である。

遊離サイロキシン(FT$_4$)【ゆうり——】検　遊離チロキシンともいう。内分泌学的検査。採血による。遊離サイロキシンは,サイロキシンのうち甲状腺ホルモン結合タンパクに結合せず血中に遊離型として存在するものである。甲状腺疾患の検査。

遊離脂肪酸(FFA)【ゆうりしぼうさん】検　生化学検査。空腹時採血による。非エステル型脂肪酸(NEFA)。末梢組織でのエネルギー源であり,血中ではアルブミンと結合して存在する。糖尿病,急性肝炎,肝硬変,甲状腺機能亢進症,心筋梗塞,肥満,急性膵炎で高値に,インスリノーマ,甲状腺機能低下症,Addison病などで低値を示す。

遊離トリヨードサイロニン(FT$_3$)【ゆうり——】検　遊離トリヨードチロニンともいう。内分泌的検査。採血による。甲状腺検査。保険上トリヨードサイロニンと同時に測定しない。

輸液療法【ゆえきりょうほう】治　水分や電解質,体液の維持のために行う治療方法。緊急の場合と維持のために必要な場合がある。

輸血同意書【ゆけつどういしょ】法　保険医が輸血をする時は,その説明をし,患者等の同意書がなければならないとしている。

癒着【ゆちゃく】症　本来は分離しているはずの,臓器と臓器,臓器と腹膜,皮膚と粘膜などが,外傷や炎症などのためにくっついている状態。手術後に起こることが多い。

【よ】

要介護者(要介護被保険者)【ようかいごしゃ】法　①要介護状態にある65歳以上の人(第1号被保険者),②特定疾病が原因で要介護状態にある40歳以上65歳未満の人

(第2号被保険者)。すなわち要介護と認定された人。要支援者は含まれない。→ p. 176, 特定疾病一覧表

要介護者等【ようかいごしゃとう】法　要介護者および要支援者の両方が含まれる。→要介護者・要支援者

要介護状態【ようかいごじょうたい】法　身体上または精神上の障害があって, 入浴, 排泄, 食事などの日常生活上の基本的な動作の全部または一部について, 常時介護を要すると見込まれる状態であること。

要介護状態区分【ようかいごじょうたいくぶん】法　介護保険では, 必要な介護の度合いに応じて要支援, 要介護1～5の6段階の要介護状態区分が定められ, 利用できる介護サービスの種類や保険給付の限度額が異なる。

要介護認定【ようかいごにんてい】法　①被保険者が介護を必要とする状態であるかどうか, 訪問調査の結果とかかりつけ医の意見書をもとに審査をすること, ②入浴, 排泄, 食事などの日常生活上, 何らかの介護を必要とする状態である(要介護1～5)と認定されること。

要介護(要支援)認定の更新【ようかいご(ようしえん)にんていのこうしん】法　要介護(要支援)認定は有効期間が6か月であるので, 引き続き保険給付を受けるためには要介護認定の更新が必要である。

溶血性連鎖球菌感染症【ようけつせいれんさきゅうきんかんせんしょう】病　=溶連菌(レンサ球菌)感染症。劇症型は, 5類感染症。上気道感染症タイプと劇症タイプに分類されるが, 劇症型では, 手足の皮膚や筋肉が激痛とともに数時間から数日で壊死(えし)しはじめ, 死に至る。感染は傷口と加熱されていない魚介類。初期の症状は発熱, 喉や感染部位の痛み, 腫脹, 傷口の発赤などがある。治療は抗生物質の投与が有効。死亡率は30～70%。

要支援者【ようしえんしゃ】法　要支援被保険者ともいう。①要支援状態にある65歳以上の人(第1号被保険者), ②特定疾病が原因で要支援状態にある40歳以上65歳未満の人(第2号被保険者)。→ p. 176, 特定疾病一覧表

要支援状態【ようしえんじょうたい】法　介護が必要な状態ではないが, 身体上または精神上の障害があって家事などに支援が必要と見込まれる状態であること。

要支援認定【ようしえんにんてい】法　介護が必要な状態ではないが, 家事などに支援が必要とされる状態であると認定されること。

要支援被保険者【ようしえんひほけんしゃ】法　→要支援者

羊水過多・過少【ようすいかた・かしょう】症　胎児や臍帯(さいたい)を保護する羊水は妊娠週数により増加する。妊娠12週で約50 ml, 妊娠中期で約400 ml, 妊娠36～38

週で約 1,000 ml と最大となる。

陽性造影剤【ようせいぞうえいざい】検　X 線不透過の造影剤。消化管造影のためのバリウムなど。

腰椎【ようつい】解　脊柱の中で胸椎と仙椎との間にある 5 個の椎骨（ついこつ）。前方部分と後方部分とで構成され、全般に下位に行くほど大形となる。前方部分は椎体・椎間板・横突起で構成され、後方部分は椎弓根・椎弓・椎間関節・棘突起（きょくとっき）から構成されている。→ p. 126, 127, 図 1, 2

腰椎穿刺【ようついせんし】検　骨髄液の検査、腰椎麻酔、脊髄腔や脳槽、脳室 X 線検査の造影剤などの注入を行う。脊髄損傷の危険がなく、クモ膜下腔が広いなどの解剖学的理由から第 3 または第 4 腰椎間で行われる穿刺法。

腰椎椎間板ヘルニア【ようついついかんばん——】病　椎間板の中の髄核が線維輪を破って突き出してしまう病気で、腰痛、下肢痛、坐骨神経痛を引き起こす。

腰椎変形性脊椎症【ようついへんけいせいせきついしょう】病　腰痛、下肢痛、歩行障害、下肢のしびれなどが主な症状として現れる。コルセットによる腰の固定、ホットパックなどの温熱療法が治療の中心となる。

溶連菌【ようれんきん】病　→溶血性連鎖球菌感染症

ヨード造影剤【——ぞうえいざい】検　陽性造影剤の 1 つ。血管に注入して使う。

抑制【よくせい】処　患者の保護や安静のために、柵、シーツ、衣服、手袋、帯などを使用して患者の運動を制限すること。人権擁護のため、使用は必要最低限にする。

予後【よご】殿　疾病の経過および結末に関する医学的な見通しのこと。その状態により、良、不良、不明などに分かれる。病気が治癒または軽快する可能性が高いことを予後が良いという。

予防給付【よぼうきゅうふ】法　要支援者に対する給付。要支援の状態を「要介護となる恐れがある状態」として、これを予防する目的で保険給付が行われる。認知症対応型共同生活支援や施設サービスなどは受けられない。

四類感染症【よんるいかんせんしょう】殿　動物やその死体、飲食物、衣類、寝具その他を介して人に感染する疾病で、動物の輸入禁止・検疫・汚染された場所の消毒や、ねずみ・昆虫などの駆除を強制的に実施する必要のある感染症。日本脳炎、マラリア、レジオネラ症など 30 疾患が指定されている。

【ら】

ラジオイムノアッセイ　検　放射線免疫測定法。

卵管【らんかん】解　卵巣のすぐそばと子宮とをつなぐ管で、長さは約 10 cm。卵巣で発生

した卵子を子宮に運ぶ．精子と出会えば，受精する場所でもある．→ p. 136, 図 13

ランゲルハンス島【——とう】[解] 正式には膵島という．膵臓内に散在する内分泌細胞で，100～200万個あり，重量は膵臓の1～2％である．3種類あり，α 細胞がグルカゴン，β 細胞がインスリン，γ 細胞がソマトスタチンを分泌する．

卵巣【らんそう】[解] 母指の先くらいで楕円形（3×1.5 cm），厚さは0.5～1 cm ある．子宮の両側にあって，卵子を左右交互に産生し腹腔内に排卵する骨盤内臓器である．→ p. 136, 図 13

卵巣周期【らんそうしゅうき】[生] 性周期の1つで，他に月経周期がある．卵巣周期は3期あり，1～14日目の卵胞期は，複数の卵胞が成熟するが1個のみに限定され，14日目の排卵期で排卵が起こり，14～28日の黄体期で排卵後の卵胞に黄体が形成される．

卵巣腫瘍【らんそうしゅよう】[病] 卵巣に発生する腫瘍で，良性・悪性がある．自覚症状があまりないので，発見時期が遅れやすい．腹部の膨満感により発見されることもある．

卵胞刺激ホルモン（FSH）【らんぽうしげき——】[検] 内分泌学的検査．下垂体前葉から分泌される性腺刺激ホルモンで，卵巣あるいは精巣からの性ステロイド分泌を調節している．高値は，原発性精巣（睾丸）機能不全，卵巣性無月経，多嚢胞卵巣症候群，Turner 症候群を示し，低値は，続発性精巣（睾丸）機能不全，視床下部性無月経，下垂体機能低下症などを示す．

【り】

リウマチ [病] →関節リウマチ

リウマチ因子（RF）【——いんし】[検] リウマチ因子はIgM，IgG，IgA，IgD，IgE すべてのクラスに属するものがある．しかし測定ではIgM-RF を検出している．

理学療法士【りがくりょうほうし】[般] ＝PT．理学療法とは，身体に障害のある人に対し，主に生活基本的動作能力の回復を図るため，治療体操・運動の指導，電気刺激など物理的療法をいう．理学療法士とは，医師の指示のもとに，理学療法を行う国家資格を有する専門職．

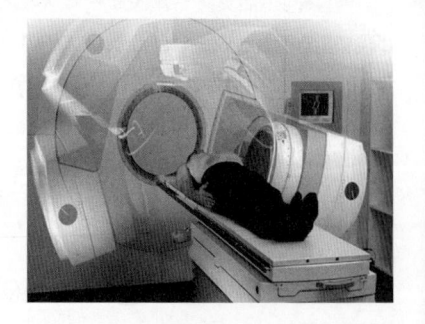

リニアック [治] ＝直線型加速器．高周波電界により荷電粒子を直線軌道で加速する装置．

リニアック

放射線治療で用いられる装置。

リネン 般　敷布や布団カバー，枕カバー，病衣など，布を素材としたものを総称していう。

リパーゼ 検　生化学検査。採血による。膵臓で合成される。膵液中のトリグリセリドを加水分解する酵素で糖タンパク質である。膵臓の障害で血中に逸脱する。

リハビリテーション 般　いろいろな障害をもった人々に対し，その障害を可能な限り回復させると共に，残された能力を最大限に高め，身体的・知的・感覚的・社会的に，より高い自立水準の社会生活が送れるように援助すること。

リポプロテイン（Lp） 検　＝リポタンパク。生化学検査。採血による。虚血性心疾患，脳梗塞などの動脈硬化に関する危険因子の指標となる。

流行性耳下腺炎【りゅうこうせいじかせんえん】 病　＝おたふくかぜ。ムンプスウイルスによる全身性感染症で，耳下腺の腫れを主とした症状がある。その他微熱，食欲減退，全身のだるさなどが出てくる。1歳以上で罹患していない場合は予防接種を受ける。

流産【りゅうざん】 病　妊娠22週未満で，妊娠が中絶することをいう。90％は妊娠12週未満に起こる。

療養担当規則【りょうようたんとうきそく】 法　医療保険制度の中で，保険医療機関，保険医は療養（保険診療）を担当する。そこで療養担当規則では，療養の担当方法について定めている。「保険医療機関および保険医療養担当規則」というのが正式名称で，厚生労働大臣の告示により定められている。

療養の給付【りょうようのきゅうふ】 法　被保険者が業務外の傷病に対して保険医療機関などで診療を受けた場合，所定の一部負担金を支払うことによって医療を受けることができる。これを療養の給付（すなわち現物給付）という。

療養費【りょうようひ】 法　受診時に保険証を自宅に忘れたなど，やむをえない事情で療養の給付（保険による診療）を受けられなかった場合や，鍼灸，マッサージ，治療用装具などの費用については，患者が受診時に一旦全額を支払い，保険者が認めた場合に保険者から「診療報酬」相当分を療養費として支給する保険給付をいう。

緑内障【りょくないしょう】 病　40歳以上の成人の約4％にみられ，失明原因の第2位となる重大な病気である。眼圧低下が主とした治療方法である。

緑膿菌感染症【りょくのうきんかんせんしょう】 病　自然界に存在する菌で，湿度の高いところに多数存在する。菌に対する防御能力が弱くなった場合に感染を起こしやすい。呼吸器，褥瘡（じょくそう），尿路などに感染しやすい。

りんご病【──びょう】 病　→伝染性紅斑

リン脂質（CPL）【──ししつ】 検　生化学検査。空腹時採血による。生体細胞膜の構成成分として重要である。血液凝固第X因子の活性化因子として作用する。肝臓のミク

ロゾームにおいて生合成される。

臨床工学士【りんしょうこうがくし】[般] 医学・医療技術の進歩に伴い，手術室や集中治療室では治療に高度な機器が使われている。それらの機器を保守管理・操作する職種。一般的な医療機器のほか，主に人工心肺装置，人工呼吸装置など生命維持管理装置を取扱う。

リンパ管【――かん】[解] 組織液の一部を回収して静脈系に戻す管。静脈のように弁をもち，骨格筋の収縮や動脈の拍動によって圧迫されてリンパの還流がなされる。静脈に沿って走行する。→ p. 131，図 6

リンパ節【――せつ】[解] リンパに侵入した異物をリンパ管に通して集め食作用によって取り除き，さらにリンパ球を増生して抗体産生を行う器官。1～25 mm の大きさで卵形。鼠径リンパ節や腋窩リンパ節などがある。→ p. 131，図 6

淋病【りんびょう】[病] 性病の1つで，淋菌が原因菌。感染機会の3～4日後に発症。男性の場合，外尿道口から尿道中部にかけての搔痒（そうよう）感に始まり，膿の分泌，排尿痛を訴える。女性の場合，自覚がなく慢性化し，伝播（でんぱ）のもとになる。治療は抗生物質の投与。完全に治癒しにくい。

涙腺【るいせん】[解] 眼窩耳上側（上まぶたの眼球の上外方）の位置にあって，涙液を分泌する腺である。眼窩部涙腺と眼瞼部涙腺に分けられる。

【る】

るいそう[症] 体の脂肪組織が著しく減少して，標準体重の10％以上減少している状態。栄養の摂取や吸収の障害，また精神性食思（欲）不振症などの疾患によって起こる。「やせ」ともいう。

ルート確保【――かくほ】[処] ＝ルートキープ。ショックなどの異常事態発生時にただちに行われる適切な処置の1つで，輸液ルートの確保，気道ルート確保などがある。

ルートキープ[処] →ルート確保

【れ】

レイノー現象【――げんしょう】[病] 寒冷刺激やストレスなどによって，発作的に手足の血行障害が起き，皮膚の色が蒼白から暗紫色になり，痛みやしびれを伴い，次いで血液の流れが回復すると，充血して赤くなる現象のこと。原因となる病気が明らかである場合には，レイノー現象または，レイノー症候群といい，明らかな原因がない場合にレイノー病という。

レジオネラ感染症【――かんせんしょう】[病] レジオネラ菌による感染症で，土の中や給

湯水，24時間風呂，プール水の中で増殖している場合があり，呼吸器から感染する。

レスピレーター 般 ＝ベンチレーター。全身麻酔や呼吸不全の際に，気管にチューブを挿入してポンプで空気を送り込み，人工的に呼吸を行わせる装置。

裂肛【れっこう】 病 →痔

レノグラム 検 腎の放射性同位元素（RI）取り込みの経時的な変化を曲線に表したもの。左右の各腎機能の測定が可能。静注速度，体位，排尿，水負荷の有無，利尿剤の有無，年齢などにより曲線が変化する。

レンサ球菌【――きゅうきん】 病 →溶血性連鎖球菌感染症

【ろ】

ロイシンアミノペプチダーゼ（LAP） 検 生化学検査。採血による。胆道系酵素の1つで，肝疾患の指標。リンパ球に異常きたす疾患，肝胆道閉塞状態を推測する。

瘻孔【ろうこう】 症 疾患などにより，内臓と内臓間または内臓と身体表面に通じた管。一般に炎症性の疾患によって形成されたものが多い。

労災保険（労働者災害補償保険）【ろうさいほけん】 法 労働者災害補償保険法の定めにより，職場で働く労働者の業務上・通勤途上の負傷，疾病，障害，死亡に対して使用者に代わって補償を行う目的で設けられている保険制度。業務上の負傷，疾病に対しては医療保険からの給付は行われないことになっている。

漏斗胸【ろうときょう】 解 漏斗とは本来広い円錐形で下端は細長いじょうごの別名。その形状から漏斗胸と呼ばれる先天性形成不全がある。鳩胸の反対で，胸骨が漏斗のようにへこんだ状態のことをいう。

ロタウイルス抗体【――こうたい】 検 ウイルス感染症検査。採血または髄液採取による。ロタウイルスは乳幼児の下痢症の原因ウイルスとして重要である。冬季乳幼児下痢症は潜伏期間2～3日。白色水様下痢，嘔吐，発熱を主訴とし，1週間ぐらいで治癒する。

肋間神経【ろっかんしんけい】 解 胸髄の胸髄神経より発し，前腹部から肋骨に沿って走り，胸部や腹部に分布している末梢（まっしょう）神経で，運動および知覚神経として機能している。→ p. 132，図7

肋骨【ろっこつ】 解 脊柱の胸椎と結合し，腹部へ弯曲しており，胸部の内臓を保護するための弓形の骨。肋硬骨と肋軟骨で形成され左右に12対ある。上方の第1～7対は先端が胸骨に直接連絡している。→ p. 126，127，図1，2

【欧　文】

ABO 式血液型【——しきけつえきがた】検　→ p. 11

ADL（activities of daily living）般　＝日常生活動作。日常生活を送るために家庭内で日々繰り返される基本的な動作，すなわち食事，排泄，着脱衣，入浴，移動，コミュニケーションなどの目的をもった一連の動作のこと。高齢者の身体活動能力や障害の程度をはかるための指標となる。

A/G 比【——ひ】検　→アルブミン/グロブリン比

AIDS 病　→エイズ

Alb/ALB 検　→血清アルブミン

ALP 検　→アルカリフォスファターゼ

ALS 病　→筋萎縮性側索硬化症。amyotrophic lateral sclerosis の略。

ALS 処　→二次救命処置。advanced life support の略。

ALT（アラニンアミノトランスフェラーゼ）検　生化学検査。採血による。従来，GPT といわれていたもの。比較的臓器特異性があり，肝臓，腎臓に多量に含まれる。肝疾患の指標となる。

Amy 検　→アミラーゼ。AMY とも表す。

APTT 検　→活性化部分トロンボプラスチン時間

AST（アスパラギン酸アミノトランスフェラーゼ）検　生化学検査。採血による。従来，GOT といわれていたもの。肝臓，心臓，骨格筋に多量分布し，臓器特異性には乏しい。逸脱酵素であり細胞膜の透過性亢進，細胞破壊により血中に遊出する。急性・慢性肝炎，肝硬変，肝腫瘍，アルコール性肝炎，脂肪肝，胆管炎，胆道癌，胆石症，心筋梗塞，進行性筋ジストロフィー症，多発性筋症で高値となる。

BLS 処　→一次救命処置。basic life support の略。

BMS 検　→骨塩定量測定

BUN 検　→血中尿素窒素

C 反応性タンパク定量【——はんのうせい——ていりょう】検　→ p. 47

Ca 検　→カルシウム

CAD 般　コンピュータ支援診断システム。コンピュータによる画像の解析結果を「第二の意見」として医師の診断を支援する診断方法。現在マンモグラフィーや胸部写真で実用化されている。

CAG 検　冠状動脈造影検査法。

ChE 検　→コリンエステラーゼ
CK 検　→クレアチンキナーゼ
Cl 検　→クロール
Cr 検　→クレアチニン
CRE 検　→クレアチニン
CRP 検　→C反応性タンパク定量
CT 検　X線を利用し，人体などの横断像を得るための装置。
D-Bil 検　→直接ビリルビン
DIC 病　→播種性血管内凝固症候群
DICOM 検　ダイコムとも読む。異なる医用装置間での，画像情報と通信手順の標準規格のこと。
DSA 検　血管造影前と造影後の画像から血管像のみを得る方法。検査目的以外の画像を消去して診断価値を高めるシステム。
EB ウイルス抗体【——こうたい】検　→ p. 5
ERCP 検　→内視鏡的逆行性胆管膵管造影法
Fe 検　→鉄
GH 検　→成長ホルモン
GOT 検　→ AST
GPT 検　→ ALT
Hb 検　→ヘモグロビン
HbA$_{1c}$ 検　→ヘモグロビン A$_{1c}$
hCG 検　→ヒト絨毛性ゴナドトロピン
HDL コレステロール 検　＝高比重リポタンパク。生化学検査。空腹時採血による。抗動脈硬化作用がある。HDL コレステロールの低値は動脈硬化性疾患の発症の危険因子として考えられる。

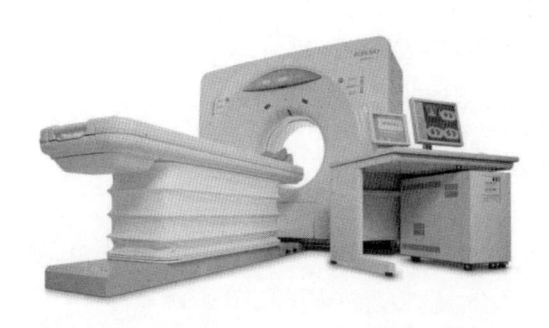

CT 装置

HIS 般　hospital information system。ヒスとも読む。来院の受付業務から患者の個人情報（氏名，年齢，住所，履歴，治療状況）の管理，診療費の会計処理まで統括した院内情報システム。
HIV 病　→エイズ。human immunodeficiency virus（ヒト免疫不全ウイルス）の略。
HIV-1 抗体【——いちこうたい】検　→ p. 11
HOT 治　→在宅酸素療法
HSG 検　→子宮卵管造影
Ht 検　→ヘマトクリット
IABP 治　→大動脈バルーンパンピング法
ICRP 般　国際放射線防護委員会。国際的協力のもとに放射線防護の基本概念と基準をその時々の知識を参考にして定め勧告を行う組織。WHOや国際原子力機関などと公的な関係にある。
ICU 般　→集中治療室
IVC 検　→経静脈性胆嚢胆管造影法
IVH 治　=経静脈性高カロリー輸液。intravenous hyperalimentation（中心静脈栄養）の略。心臓に近い中心静脈に点滴用のカテーテルを留置することにより，末梢からの点滴では静脈炎や血管閉塞が起こりがちな高濃度の点滴を注入することを可能にする方法。
IVP 検　→経静脈性腎盂造影検査
IVR 検　=インターベンショナルラジオロジー。塞栓治療，血管形成術，経カテーテル動脈塞栓術において放射線装置や技術を治療に用いるもの。
IVU 検　→経静脈性尿路造影検査法
IVUS 検　→血管内超音波
K 検　→カリウム
LDH 検　→乳酸脱水素酵素
LDL コレステロール 検　→ p. 12
LE 細胞検査【——さいぼうけんさ】検　→ p. 12
MAO 検　→モノアミンオキシダーゼ
MCH 検　→平均赤血球ヘモグロビン量
MCHC 検　→平均赤血球ヘモグロビン濃度
MCLS 病　→川崎病
Mg 検　→マグネシウム
MMG 検　→マンモグラフィー

MRA 検 ＝MR血管撮影法，MRアンギオグラフィー。MRIで，造影剤を使用せずに血管形態像が得られる方法。非侵襲的な検査である。特殊MRI撮影加算。

MRCP 検 ＝MR胆道膵管撮像法。MRIを用いた膵胆管撮影法。特殊MRI撮影加算。

MRI 検 ＝磁気共鳴映像法。磁気共鳴現象によって得られる人体などの映像情報。磁場の強度，特殊撮像方法によって保険点数が変わる。

MSW 般 →医療ソーシャルワーカー

Na 検 →ナトリウム

NH₃ 検 →アンモニア

O 157 病 →腸管出血性大腸菌感染症

OT 般 →作業療法士

P 検 →無機リン

PACS 般 ＝医療画像総合管理システム。パックスと読む。すべての様式の画像をデジタ

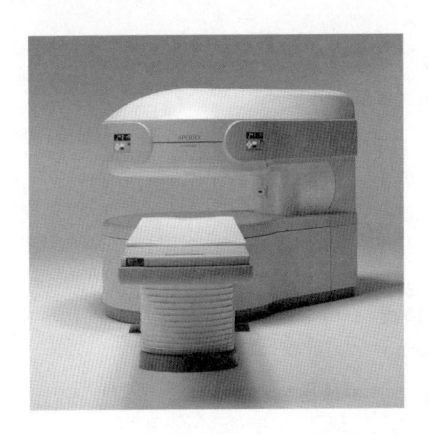

オープンMRI

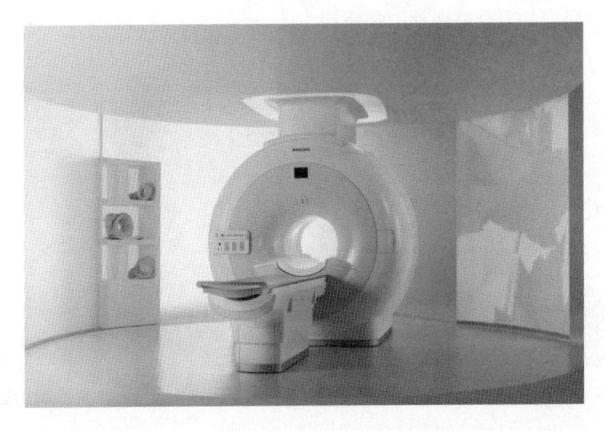

MRI装置

ル保管し，それらの画像を検索したり，多くの端末に画像を転送するネットワークシステム。

PEIT 治 →経皮的エタノール注入療法

PET 検 ペットと読む。体内構成元素による陽電子放出核種を用いることにより，SPECT よりも各特性がよい画像が得られる放射性同位元素(RI)装置。薬剤は短半減期であるため薬剤をつくるためのサイクロトロンが必要。

pH 生 酸・塩基平衡のバランスは呼吸による血中の重炭酸イオン（HCO_3^-）の放出や，腎臓の尿細管で水素イオン（H^+）やナトリウムイオン（Na^+）の交換により酸度を調節している。高値（アルカリ性）は，尿路感染などを示し，低値（酸性）は，発熱，脱水，飢餓などを示す。

PIT 検 →血小板数

PMCT 治 →経皮的マイクロウェーブ壊死凝固療法

PNL 治 →経皮的腎砕石術。

PNS 治 →経皮的腎瘻造設術

PT 検 →プロトロンビン時間

PT 般 →理学療法士

Pt 般 →患者 patient の略。

PTA 治 →経皮的血管形成術

PTBD 治 →経皮経肝胆嚢ドレナージ

PTC 検 →経皮経肝胆道造影検査

PTCA 治 →経皮的冠動脈形成術

PTCA 治 →経皮的バルーン冠動脈形成術

PTCD 治 →経皮経肝胆道ドレナージ

PTCR 検 →経皮的経管的冠動脈血栓溶解療法

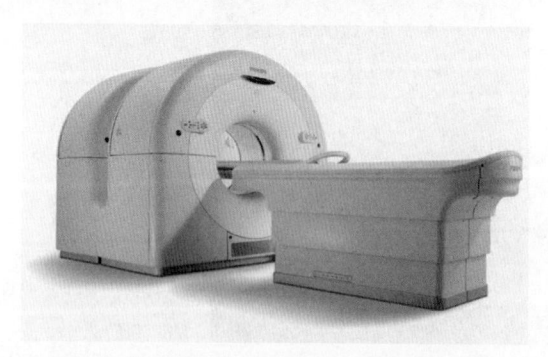

PET （ポジトロン断層撮影）装置

PTGBD 治　→経皮的胆嚢ドレナージ
PTP 検　→経皮的経肝的門脈造影法
QOL 般　生活の質，生命の質ともいう。人がよりよく生きる，充実した生を送るということを精神的な豊かさや満足度も含めて質的にとらえようとする考え方。医療の分野では，病気による苦痛，身体症状や治療などによる不自由さを少なくし，できるだけよい状態をつくり出すことを生活の質を高めるという。
RALS 治　ラルスとも読む。遠隔操作式装填法（remote afterloading system）。密封小線源治療において医療従事者の被曝減少，正確な線源配置，高線量率治療などが利点となる。
RBC 検　→赤血球数
Ret 検　→網赤血球
RF 検　→リウマチ因子
Rho（D）式血液型【——しきけつえきがた】検　→ p. 2
RIS 般　リスとも読む。放射線情報システム（radiology information system）の略。HISからの検査依頼情報の受け取り，RIS端末へ患者情報の送信，被曝線量や照射録の管理などを行う。
RSIVP 検　→急速静注腎盂造影法
S字状結腸【——じょうけっちょう】→ p. 12
SARS 病　→重症急性呼吸器症候群
SIDS 病　→乳幼児突然死症候群
SLE 病　→全身性エリテマトーデス
S/N比【——ひ】検　→ p. 12
SPECT 検　スペクトとも読む。γ線放出核種を用いた横断層撮像法。ガンマカメラにより三次元情報を集め，任意の方向のスライス画像を得る。
ST 般　→言語療法士
T_3 検　→トリヨードサイロニン
T_4 検　→サイロキシン
T-Bil 検　→総ビリルビン
TG 検　→トリグリセリド
TIBC 検　→総鉄結合能
TP 検　→血清総タンパク
TSH 検　→甲状腺刺激ホルモン
TT 検　→トロンボテスト

UA 検 →尿酸

UIBC 検 →不飽和鉄結合能

WBC 検 →白血球数

WHO 般 ＝世界保健機関。国連の中で保健衛生の分野を受け持つ専門機関で，全人類の健康を守るという理念のもとに疾病の予防や感染症対策など保健衛生の向上のためのさまざまな活動や事業を行っている。

X線【――せん】検 → p. 12

X線撮影【――せんさつえい】検 → p. 12

人体解剖図	……126…
医療英語	……140…
薬と薬効	……154…
難読漢字	……165…
医療の分野で使用される単位	……174…
特定疾患治療研究対象疾患／特定疾病一覧	……176…

人体解剖図

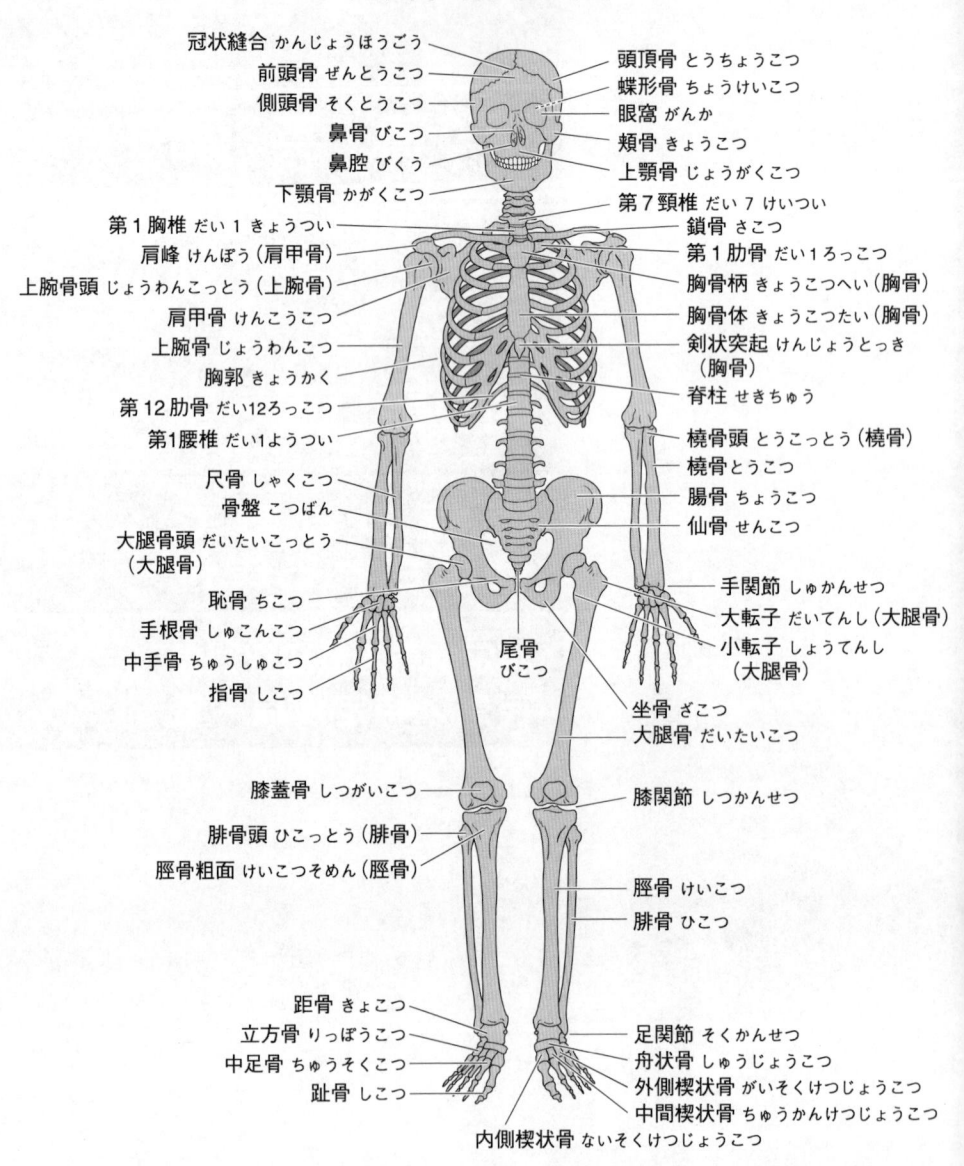

冠状縫合 かんじょうほうごう
前頭骨 ぜんとうこつ
側頭骨 そくとうこつ
鼻骨 びこつ
鼻腔 びくう
下顎骨 かがくこつ
頭頂骨 とうちょうこつ
蝶形骨 ちょうけいこつ
眼窩 がんか
頬骨 きょうこつ
上顎骨 じょうがくこつ

第1胸椎 だい1きょうつい
肩峰 けんぽう（肩甲骨）
上腕骨頭 じょうわんこっとう（上腕骨）
肩甲骨 けんこうこつ
上腕骨 じょうわんこつ
胸郭 きょうかく
第12肋骨 だい12ろっこつ
第1腰椎 だい1ようつい
尺骨 しゃくこつ
骨盤 こつばん
大腿骨頭 だいたいこっとう（大腿骨）
恥骨 ちこつ
手根骨 しゅこんこつ
中手骨 ちゅうしゅこつ
指骨 しこつ

第7頸椎 だい7けいつい
鎖骨 さこつ
第1肋骨 だい1ろっこつ
胸骨柄 きょうこつへい（胸骨）
胸骨体 きょうこつたい（胸骨）
剣状突起 けんじょうとっき（胸骨）
脊柱 せきちゅう
橈骨頭 とうこっとう（橈骨）
橈骨 とうこつ
腸骨 ちょうこつ
仙骨 せんこつ
手関節 しゅかんせつ
大転子 だいてんし（大腿骨）
小転子 しょうてんし（大腿骨）

尾骨 びこつ
坐骨 ざこつ
大腿骨 だいたいこつ

膝蓋骨 しつがいこつ
腓骨頭 ひこっとう（腓骨）
脛骨粗面 けいこつそめん（脛骨）
膝関節 しつかんせつ
脛骨 けいこつ
腓骨 ひこつ

距骨 きょこつ
立方骨 りっぽうこつ
中足骨 ちゅうそくこつ
趾骨 しこつ
足関節 そくかんせつ
舟状骨 しゅうじょうこつ
外側楔状骨 がいそくけつじょうこつ
中間楔状骨 ちゅうかんけつじょうこつ
内側楔状骨 ないそくけつじょうこつ

手根骨：舟状骨 しゅうじょうこつ，月状骨 げつじょうこつ，三角骨 さんかくこつ，豆状骨 とうじょうこつ，大菱形骨 だいりょうけいこつ，小菱形骨 しょうりょうけいこつ，有頭骨 ゆうとうこつ，有鉤骨 ゆうこうこつ
寛骨 かんこつ：腸骨，座骨，恥骨

図1　骨格（前）

人体解剖図

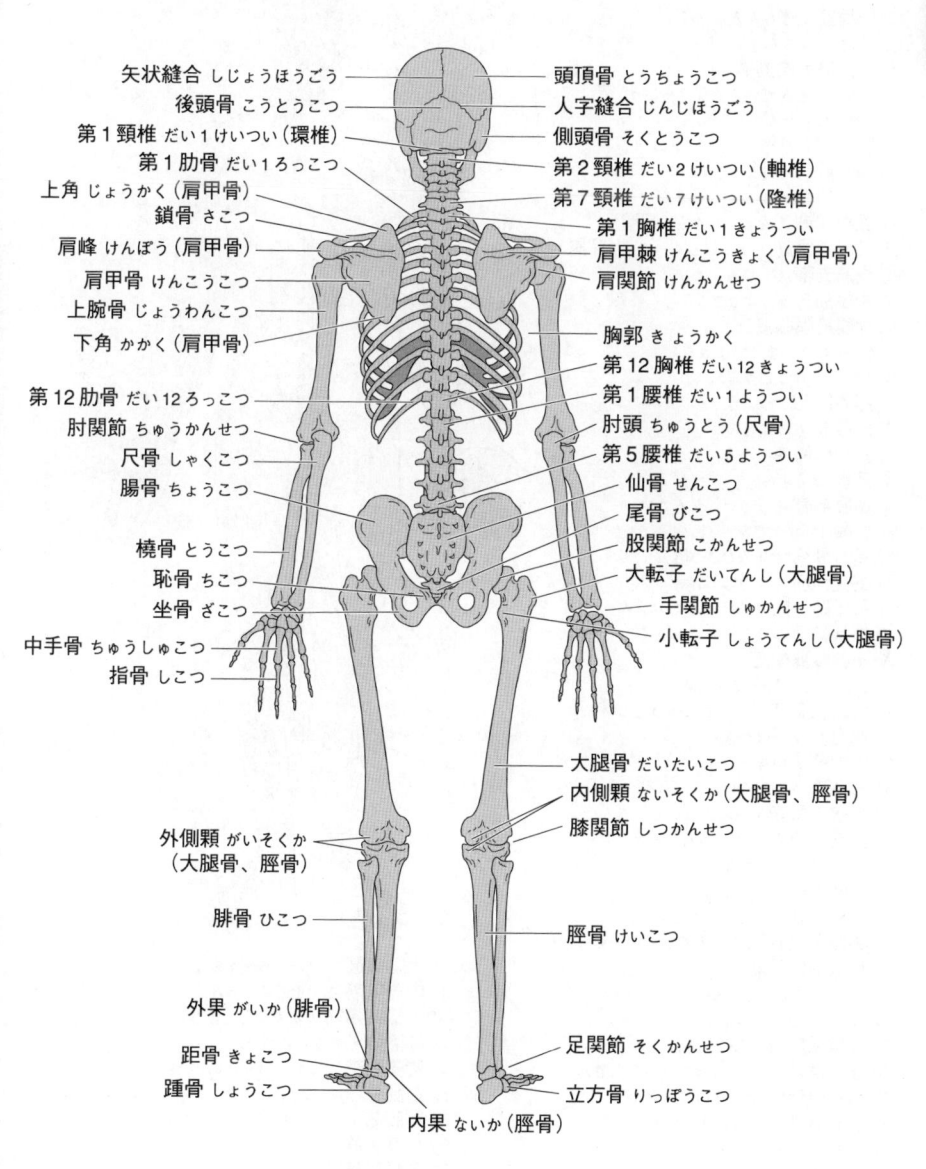

解剖図

矢状縫合 しじょうほうごう
後頭骨 こうとうこつ
第1頸椎 だい1けいつい（環椎）
第1肋骨 だい1ろっこつ
上角 じょうかく（肩甲骨）
鎖骨 さこつ
肩峰 けんぽう（肩甲骨）
肩甲骨 けんこうこつ
上腕骨 じょうわんこつ
下角 かかく（肩甲骨）
第12肋骨 だい12ろっこつ
肘関節 ちゅうかんせつ
尺骨 しゃくこつ
腸骨 ちょうこつ
橈骨 とうこつ
恥骨 ちこつ
坐骨 ざこつ
中手骨 ちゅうしゅこつ
指骨 しこつ

頭頂骨 とうちょうこつ
人字縫合 じんじほうごう
側頭骨 そくとうこつ
第2頸椎 だい2けいつい（軸椎）
第7頸椎 だい7けいつい（隆椎）
第1胸椎 だい1きょうつい
肩甲棘 けんこうきょく（肩甲骨）
肩関節 けんかんせつ
胸郭 きょうかく
第12胸椎 だい12きょうつい
第1腰椎 だい1ようつい
肘頭 ちゅうとう（尺骨）
第5腰椎 だい5ようつい
仙骨 せんこつ
尾骨 びこつ
股関節 こかんせつ
大転子 だいてんし（大腿骨）
手関節 しゅかんせつ
小転子 しょうてんし（大腿骨）

外側顆 がいそくか
（大腿骨、脛骨）
腓骨 ひこつ
外果 がいか（腓骨）
距骨 きょこつ
踵骨 しょうこつ

大腿骨 だいたいこつ
内側顆 ないそくか（大腿骨、脛骨）
膝関節 しつかんせつ
脛骨 けいこつ
足関節 そくかんせつ
立方骨 りっぽうこつ
内果 ないか（脛骨）

図2　骨格（後）

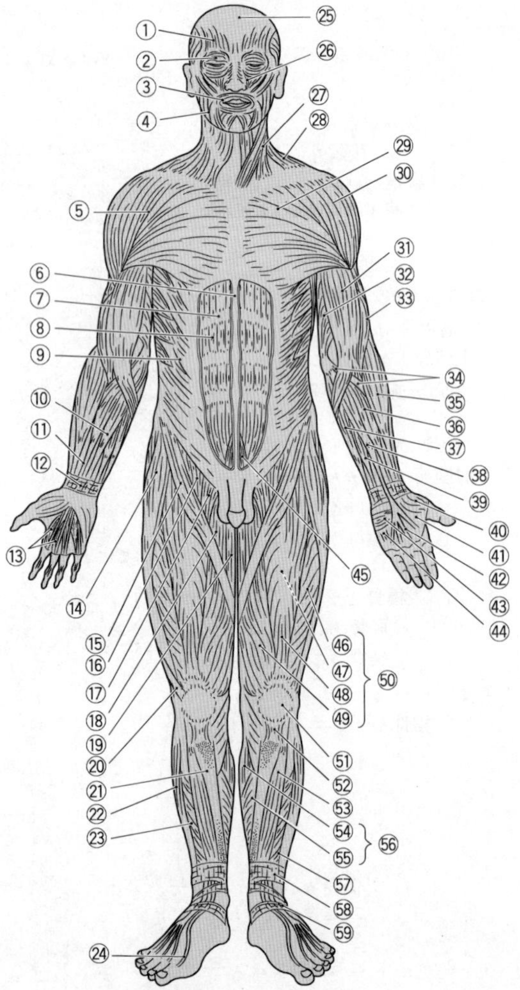

① 前頭筋 ぜんとうきん
② 眼輪筋 がんりんきん
③ 口輪筋 こうりんきん
④ 咬筋 こうきん
⑤ 三角筋大胸筋溝
さんかくきんだいきょうきんこう
⑥ 白線 はくせん
⑦ 腱画 けんかく
⑧ 腹直筋 ふくちょくきん
⑨ 外腹斜筋 がいふくしゃきん
⑩ 深指屈筋 しんしくっきん（深層）
⑪ 長母指屈筋 ちょうぼしくっきん（深層）
⑫ 屈筋支帯 くっきんしたい
⑬ 虫様筋 ちゅうようきん
⑭ 大腿筋膜張筋
だいたいきんまくちょうきん
⑮ 縫工筋 ほうこうきん
⑯ 腸腰筋 ちょうようきん
⑰ 恥骨筋 ちこつきん
⑱ 長内転筋 ちょうないてんきん
⑲ 薄筋 はくきん
⑳ 長脛靱帯 ちょうけいじんたい
㉑ 脛骨 けいこつ
㉒ 長腓骨筋 ちょうひこつきん
㉓ 長趾伸筋 ちょうししんきん
㉔ 長母趾伸筋 ちょうぼししんきん
㉕ 帽状腱膜 ぼうじょうけんまく
㉖ 上唇鼻翼挙筋
じょうしんびよくきょきん
㉗ 胸鎖乳突筋 きょうさにゅうとつきん
㉘ 僧帽筋 そうぼうきん
㉙ 大胸筋 だいきょうきん
㉚ 三角筋 さんかくきん
㉛ 上腕二頭筋 じょうわんにとうきん
㉜ 上腕三頭筋 じょうわんさんとうきん
㉝ 上腕筋 じょうわんきん
㉞ 円回内筋 えんかいないきん
㉟ 腕橈骨筋 わんとうこつきん
㊱ 橈側手根屈筋 とうそくしゅこんくっきん
㊲ 尺側手根屈筋
しゃくそくしゅこんくっきん
㊳ 長掌筋 ちょうしょうきん
㊴ 浅指屈筋 せんしくっきん
㊵ 短母指外転筋 たんぼしがいてんきん
㊶ 母指内転筋 ぼしないてんきん
㊷ 手掌腱膜 しゅしょうけんまく
㊸ 短掌筋 たんしょうきん
㊹ 短小指屈筋 たんしょうしくっきん
㊺ 錐体筋 すいたいきん
㊻ 外側広筋 がいそくこうきん
㊼ 中間広筋 ちゅうかんこうきん
㊽ 大腿直筋 だいたいちょくきん
㊾ 内側広筋 ないそくこうきん
㊿ 大腿四頭筋 だいたいしとうきん
(51) 膝蓋骨 しつがいこつ
(52) 膝蓋靱帯 しつがいじんたい
(53) 前脛骨筋 ぜんけいこつきん
(54) 腓腹筋 ひふくきん
(55) ヒラメ筋
(56) 下腿三頭筋 かたいさんとうきん
(57) 長母趾伸筋 ちょうぼししんきん
(58) 上伸筋支帯 じょうしんきんしたい
(59) 下伸筋支帯 かしんきんしたい

図3　筋系（前）

人体解剖図　129

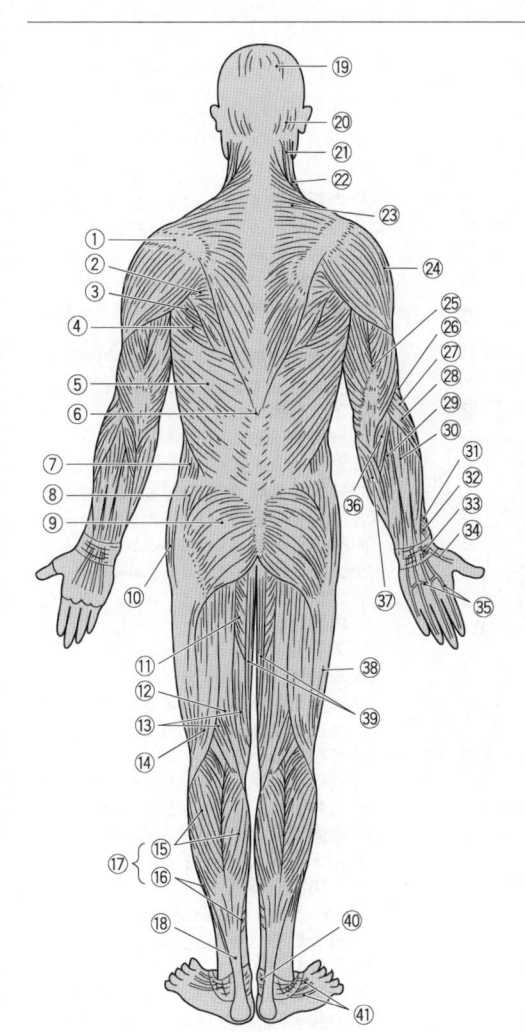

① 肩甲棘 けんこうきょく（肩甲骨）
② 棘下筋 きょくかきん
③ 小円筋 しょうえんきん
④ 大円筋 だいえんきん
⑤ 広背筋 こうはいきん
⑥ 第12胸椎棘突起
　　だい12きょうついきょくとっき
⑦ 外腹斜筋 がいふくしゃきん
⑧ 中殿筋 ちゅうでんきん
⑨ 大殿筋 だいでんきん
⑩ 大腿筋膜張筋
　　だいたいきんまくちょうきん
⑪ 大内転筋 だいないてんきん
⑫ 半腱様筋 はんけんようきん
⑬ 半膜様筋 はんまくようきん
⑭ 大腿二頭筋 だいたいにとうきん
⑮ 腓腹筋 ひふくきん
⑯ ヒラメ筋
⑰ 下腿三頭筋 かたいさんとうきん
⑱ 踵骨腱 しょうこつけん（アキレス腱）
⑲ 帽状腱膜 ぼうじょうけんまく
⑳ 後頭筋 こうとうきん
㉑ 胸鎖乳突筋 きょうさにゅうとつきん
㉒ 肩甲挙筋 けんこうきょきん
㉓ 僧帽筋 そうぼうきん
㉔ 三角筋 さんかくきん
㉕ 上腕三頭筋 じょうわんさんとうきん
㉖ 腕橈骨筋 わんとうこつきん
㉗ 長橈側手根伸筋
　　ちょうとうそくしゅこんしんきん
㉘ 短橈側手根伸筋
　　たんとうそくしゅこんしんきん
㉙ 尺側手根伸筋 しゃくそくしゅこんしんきん
㉚ （総）指伸筋 そうししんきん
㉛ 長母指外転筋 ちょうぼしがいてんきん
㉜ 短母指伸筋 たんぼししんきん
㉝ 伸筋支帯 しんきんしたい
㉞ 長母指伸筋腱 ちょうぼししんきんけん
㉟ （総）指伸筋腱 そうししんきんけん
㊱ 肘筋 ちゅうきん
㊲ 尺側手根屈筋 しゃくそくしゅこんくっきん
㊳ 腸脛靭帯 ちょうけいじんたい
㊴ 薄筋 はくきん
㊵ 屈筋支帯 くっきんしたい
㊶ 長趾伸筋腱 ちょうししんきんけん

図4　筋系（後）

解剖図

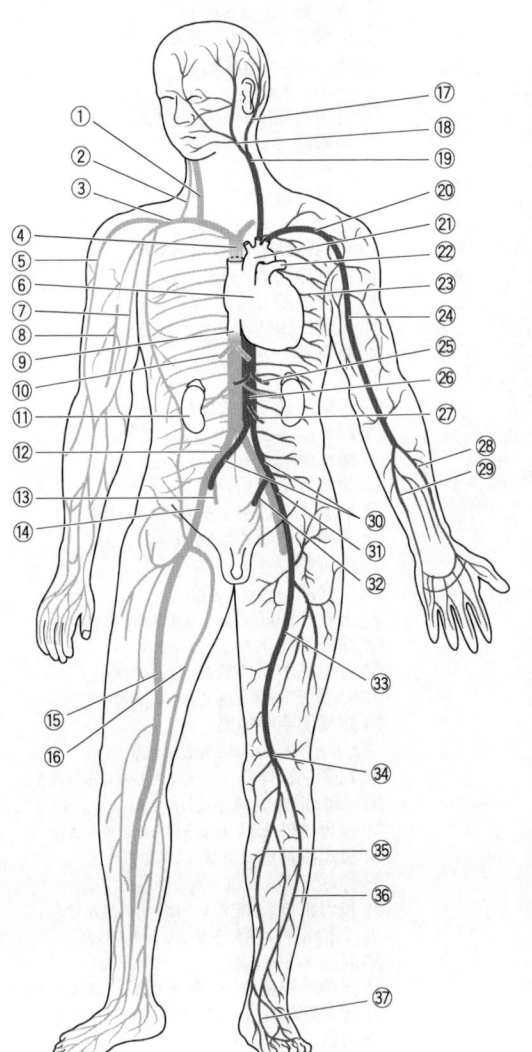

① 内頸静脈 ないけいじょうみゃく
② 外頸静脈 がいけいじょうみゃく
③ 鎖骨下静脈 さこつかじょうみゃく
④ 上大静脈 じょうだいじょうみゃく
⑤ 橈側皮静脈 とうそくひじょうみゃく
⑥ 心臓 しんぞう
⑦ 尺側皮静脈 しゃくそくひじょうみゃく
⑧ 上腕静脈 じょうわんじょうみゃく
⑨ 下大静脈 かだいじょうみゃく
⑩ 肝静脈 かんじょうみゃく
⑪ 腎臓 じんぞう
⑫ 総腸骨静脈 そうちょうこつじょうみゃく
⑬ 内腸骨静脈 ないちょうこつじょうみゃく
⑭ 外腸骨静脈 がいちょうこつじょうみゃく
⑮ 大腿静脈 だいたいじょうみゃく
⑯ 大伏在静脈 だいふくざいじょうみゃく
⑰ 内頸動脈 ないけいどうみゃく
⑱ 外頸動脈 がいけいどうみゃく
⑲ 総頸動脈 そうけいどうみゃく
⑳ 鎖骨下動脈 さこつかどうみゃく
㉑ 上行大動脈 じょうこうだいどうみゃく
㉒ 肺動脈 はいどうみゃく
㉓ 肋間動脈 ろっかんどうみゃく
㉔ 上腕動脈 じょうわんどうみゃく
㉕ 腹腔動脈 ふくくうどうみゃく
㉖ 腹大動脈 ふくだいどうみゃく
㉗ 上腸間膜動脈
　じょうちょうかんまくどうみゃく
㉘ 橈骨動脈 とうこつどうみゃく
㉙ 尺骨動脈 しゃくこつどうみゃく
㉚ 総腸骨動脈 そうちょうこつどうみゃく
㉛ 外腸骨動脈 がいちょうこつどうみゃく
㉜ 内腸骨動脈 ないちょうこつどうみゃく
㉝ 大腿動脈 だいたいどうみゃく
㉞ 膝窩動脈 しつかどうみゃく
㉟ 後脛骨動脈 こうけいこつどうみゃく
㊱ 前脛骨動脈 ぜんけいこつどうみゃく
㊲ 足背動脈 そくはいどうみゃく

図5　血管系

人体解剖図　131

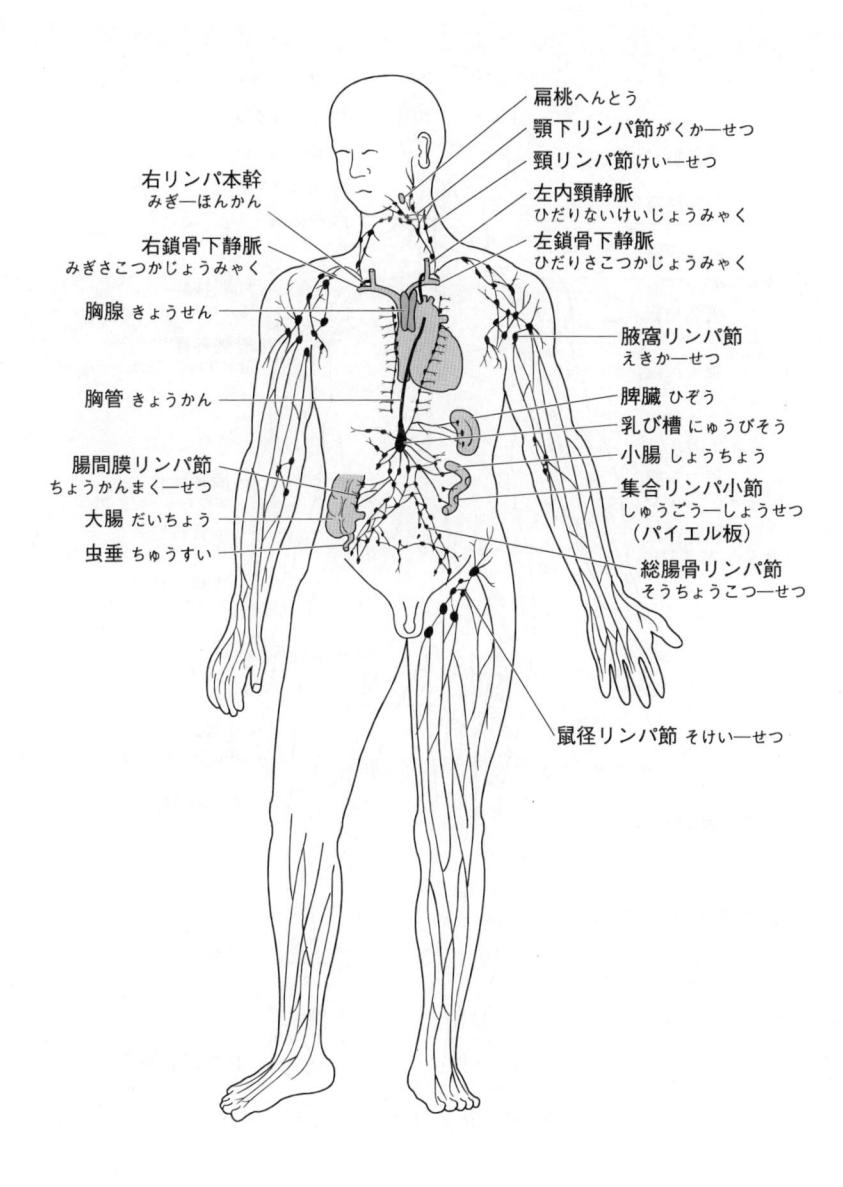

図6　リンパ系

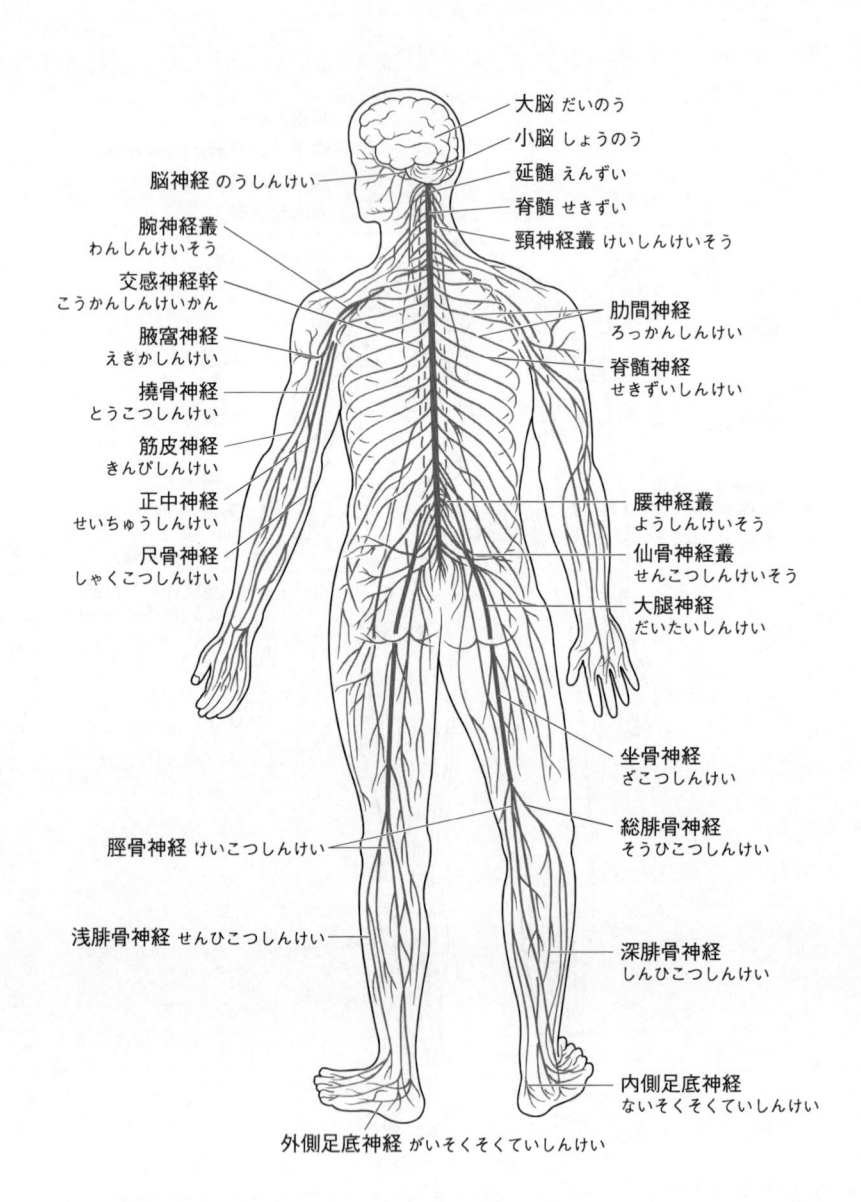

大脳 だいのう
小脳 しょうのう
脳神経 のうしんけい
延髄 えんずい
脊髄 せきずい
腕神経叢 わんしんけいそう
頸神経叢 けいしんけいそう
交感神経幹 こうかんしんけいかん
肋間神経 ろっかんしんけい
腋窩神経 えきかしんけい
脊髄神経 せきずいしんけい
撓骨神経 とうこつしんけい
筋皮神経 きんぴしんけい
正中神経 せいちゅうしんけい
腰神経叢 ようしんけいそう
尺骨神経 しゃくこつしんけい
仙骨神経叢 せんこつしんけいそう
大腿神経 だいたいしんけい
坐骨神経 ざこつしんけい
総腓骨神経 そうひこつしんけい
脛骨神経 けいこつしんけい
浅腓骨神経 せんひこつしんけい
深腓骨神経 しんひこつしんけい
内側足底神経 ないそくそくていしんけい
外側足底神経 がいそくそくていしんけい

図7　神経系

人体解剖図　133

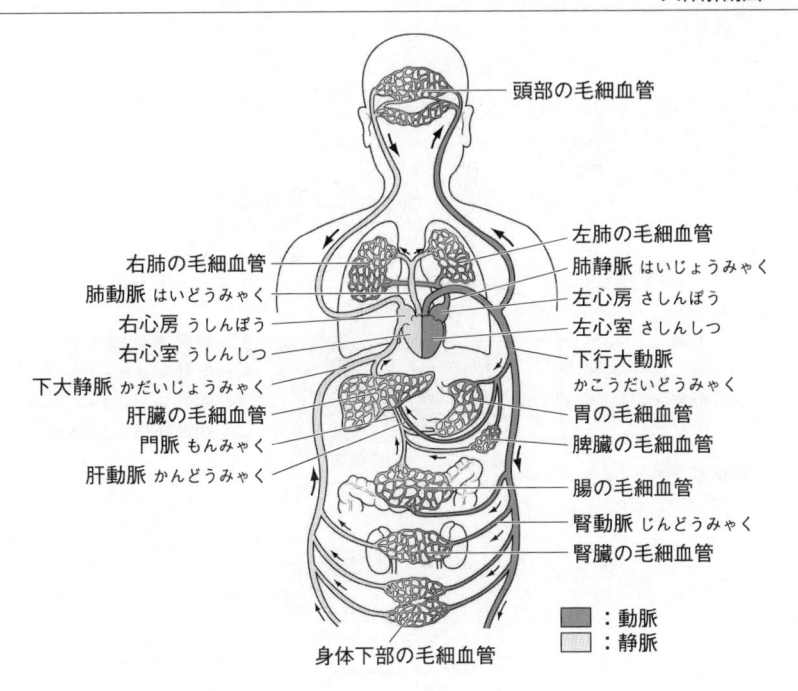

頭部の毛細血管

左肺の毛細血管
肺静脈　はいじょうみゃく
左心房　さしんぼう
左心室　さしんしつ
下行大動脈　かこうだいどうみゃく
胃の毛細血管
脾臓の毛細血管
腸の毛細血管
腎動脈　じんどうみゃく
腎臓の毛細血管

右肺の毛細血管
肺動脈　はいどうみゃく
右心房　うしんぼう
右心室　うしんしつ
下大静脈　かだいじょうみゃく
肝臓の毛細血管
門脈　もんみゃく
肝動脈　かんどうみゃく

■：動脈
□：静脈

身体下部の毛細血管

図8　血液循環

右の肺
上行大動脈　じょうこうだいどうみゃく
上大静脈　じょうだいじょうみゃく
右肺静脈　みぎはいじょうみゃく
肺動脈弁　はいどうみゃくべん
右心房　うしんぼう
右房室弁(三尖弁)　みぎぼうしつべん(さんせんべん)
右心室　うしんしつ
下大静脈　かだいじょうみゃく

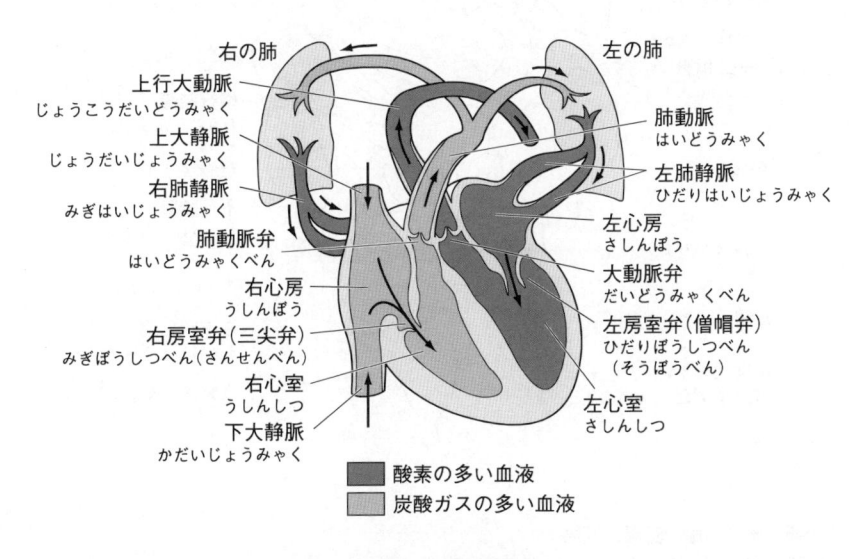

左の肺
肺動脈　はいどうみゃく
左肺静脈　ひだりはいじょうみゃく
左心房　さしんぼう
大動脈弁　だいどうみゃくべん
左房室弁(僧帽弁)　ひだりぼうしつべん(そうぼうべん)
左心室　さしんしつ

■　酸素の多い血液
□　炭酸ガスの多い血液

図9　肺循環

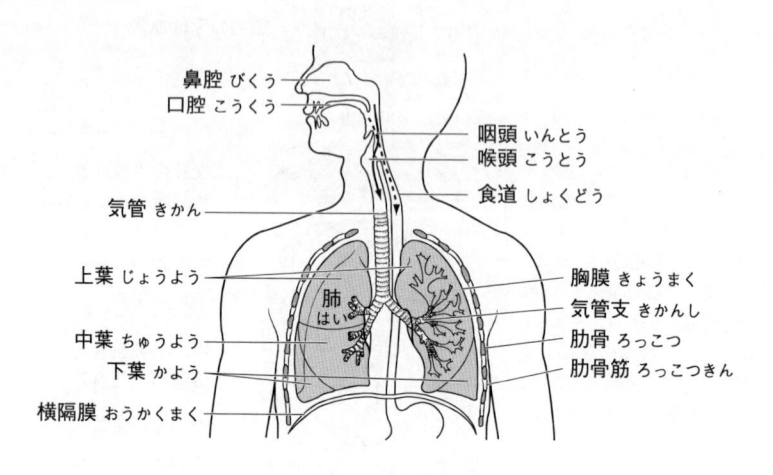

図10 呼吸器

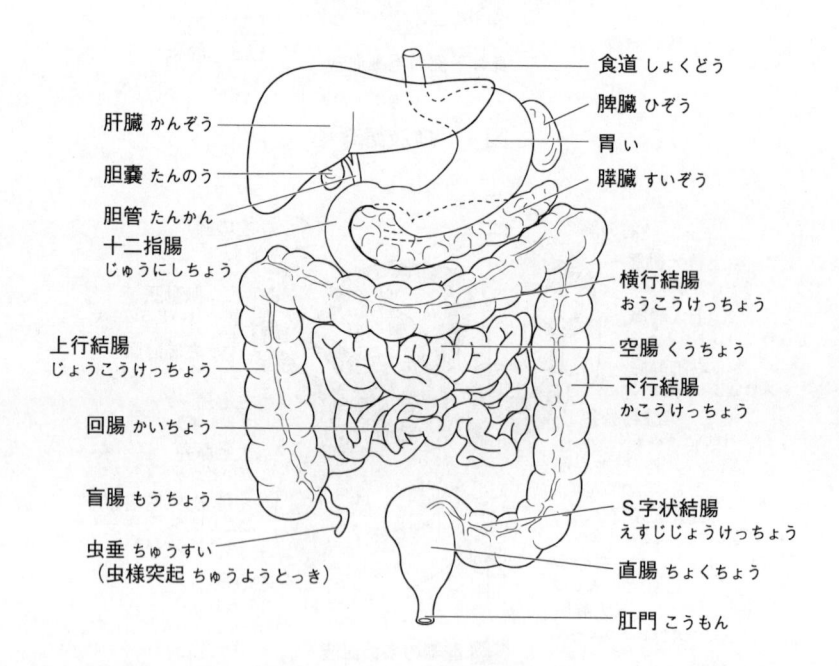

- 鼻腔 びくう
- 口腔 こうくう
- 咽頭 いんとう
- 喉頭 こうとう
- 食道 しょくどう
- 気管 きかん
- 上葉 じょうよう
- 胸膜 きょうまく
- 肺 はい
- 気管支 きかんし
- 中葉 ちゅうよう
- 肋骨 ろっこつ
- 下葉 かよう
- 肋骨筋 ろっこつきん
- 横隔膜 おうかくまく

図11 消化器

- 食道 しょくどう
- 肝臓 かんぞう
- 脾臓 ひぞう
- 胆嚢 たんのう
- 胃 い
- 胆管 たんかん
- 膵臓 すいぞう
- 十二指腸 じゅうにしちょう
- 横行結腸 おうこうけっちょう
- 上行結腸 じょうこうけっちょう
- 空腸 くうちょう
- 下行結腸 かこうけっちょう
- 回腸 かいちょう
- 盲腸 もうちょう
- S字状結腸 えすじじょうけっちょう
- 虫垂 ちゅうすい（虫様突起 ちゅうようとっき）
- 直腸 ちょくちょう
- 肛門 こうもん

小腸：十二指腸，空腸，回腸
大腸：盲腸（虫垂を含む），上行結腸，横行結腸，下行結腸，S字状結腸，直腸，肛門

人体解剖図　135

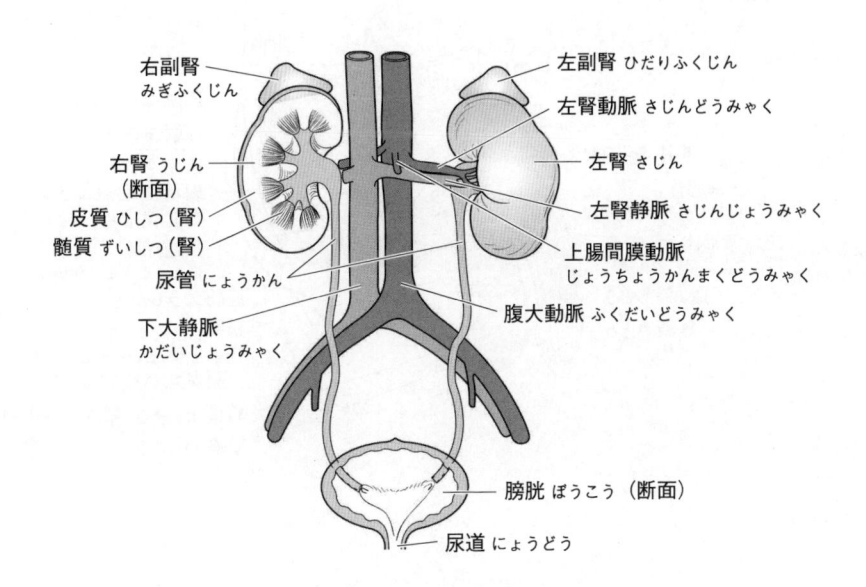

右副腎 みぎふくじん
右腎 うじん（断面）
皮質 ひしつ（腎）
髄質 ずいしつ（腎）
尿管 にょうかん
下大静脈 かだいじょうみゃく
左副腎 ひだりふくじん
左腎動脈 さじんどうみゃく
左腎 さじん
左腎静脈 さじんじょうみゃく
上腸間膜動脈 じょうちょうかんまくどうみゃく
腹大動脈 ふくだいどうみゃく
膀胱 ぼうこう（断面）
尿道 にょうどう

図12　泌尿器

男性

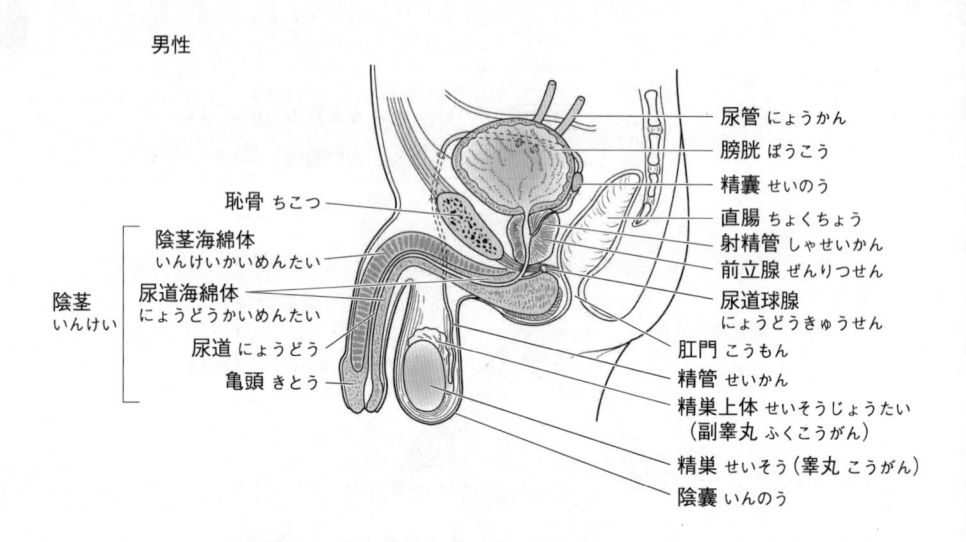

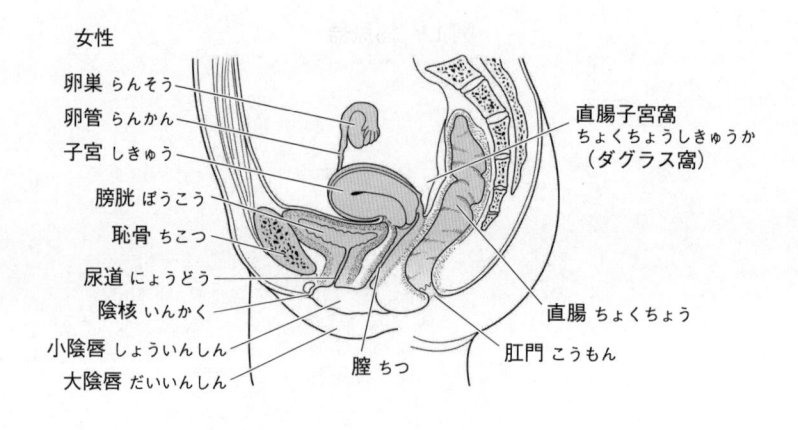

- 尿管 にょうかん
- 膀胱 ぼうこう
- 精嚢 せいのう
- 直腸 ちょくちょう
- 射精管 しゃせいかん
- 前立腺 ぜんりつせん
- 尿道球腺 にょうどうきゅうせん
- 肛門 こうもん
- 精管 せいかん
- 精巣上体 せいそうじょうたい（副睾丸 ふくこうがん）
- 精巣 せいそう（睾丸 こうがん）
- 陰囊 いんのう

- 恥骨 ちこつ
- 陰茎 いんけい
  - 陰茎海綿体 いんけいかいめんたい
  - 尿道海綿体 にょうどうかいめんたい
  - 尿道 にょうどう
  - 亀頭 きとう

女性

- 卵巣 らんそう
- 卵管 らんかん
- 子宮 しきゅう
- 膀胱 ぼうこう
- 恥骨 ちこつ
- 尿道 にょうどう
- 陰核 いんかく
- 小陰唇 しょういんしん
- 大陰唇 だいいんしん
- 膣 ちつ
- 直腸子宮窩 ちょくちょうしきゅうか（ダグラス窩）
- 直腸 ちょくちょう
- 肛門 こうもん

図 13　生殖器

人体解剖図

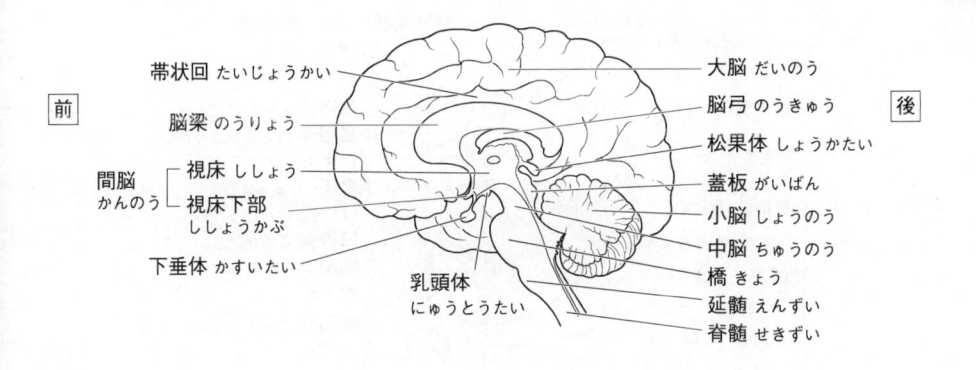

解剖図

前

- 帯状回 たいじょうかい
- 脳梁 のうりょう
- 間脳 かんのう
  - 視床 ししょう
  - 視床下部 ししょうかぶ
- 下垂体 かすいたい
- 乳頭体 にゅうとうたい

- 大脳 だいのう
- 脳弓 のうきゅう
- 松果体 しょうかたい
- 蓋板 がいばん
- 小脳 しょうのう
- 中脳 ちゅうのう
- 橋 きょう
- 延髄 えんずい
- 脊髄 せきずい

後

図14　脳

- 上行大動脈 じょうこうだいどうみゃく
- 上大静脈 じょうだいじょうみゃく
- 右肺静脈 みぎはいじょうみゃく
- 肺動脈弁 はいどうみゃくべん
- 右心房 うしんぼう
- 右房室弁 みぎぼうしつべん（三尖弁 さんせんべん）
- 下大静脈 かだいじょうみゃく

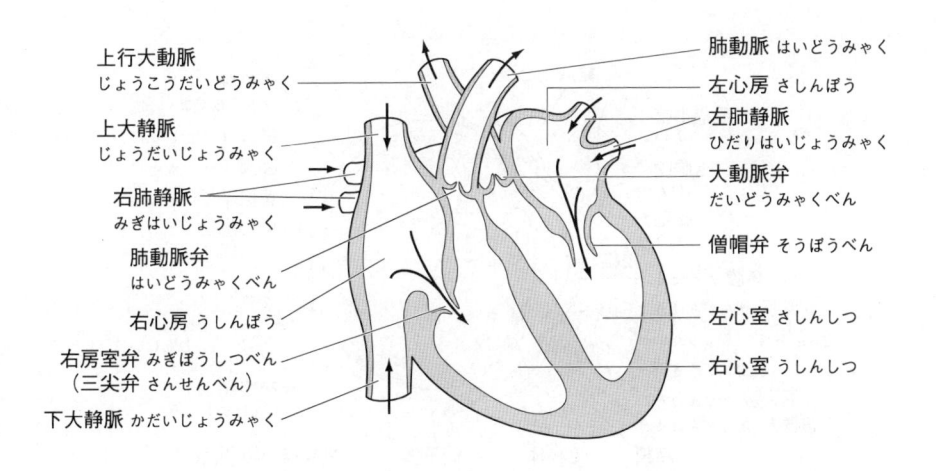

- 肺動脈 はいどうみゃく
- 左心房 さしんぼう
- 左肺静脈 ひだりはいじょうみゃく
- 大動脈弁 だいどうみゃくべん
- 僧帽弁 そうぼうべん
- 左心室 さしんしつ
- 右心室 うしんしつ

図15　心臓

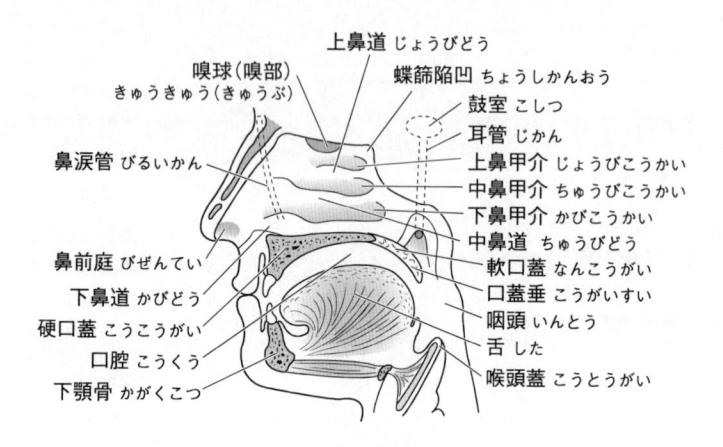

図16　鼻腔，口腔

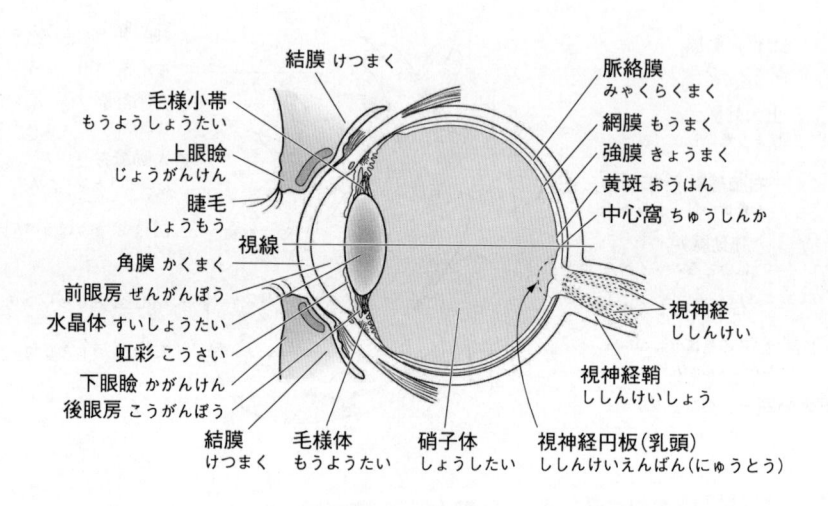

鼻腔・口腔の各部名称：
- 上鼻道 じょうびどう
- 嗅球(嗅部) きゅうきゅう(きゅうぶ)
- 蝶篩陥凹 ちょうしかんおう
- 鼓室 こしつ
- 耳管 じかん
- 鼻涙管 びるいかん
- 上鼻甲介 じょうびこうかい
- 中鼻甲介 ちゅうびこうかい
- 下鼻甲介 かびこうかい
- 中鼻道 ちゅうびどう
- 鼻前庭 びぜんてい
- 軟口蓋 なんこうがい
- 下鼻道 かびどう
- 口蓋垂 こうがいすい
- 硬口蓋 こうこうがい
- 咽頭 いんとう
- 口腔 こうくう
- 舌 した
- 下顎骨 かがくこつ
- 喉頭蓋 こうとうがい

図17　眼

眼の各部名称：
- 結膜 けつまく
- 脈絡膜 みゃくらくまく
- 毛様小帯 もうようしょうたい
- 網膜 もうまく
- 上眼瞼 じょうがんけん
- 強膜 きょうまく
- 睫毛 しょうもう
- 黄斑 おうはん
- 視線
- 中心窩 ちゅうしんか
- 角膜 かくまく
- 前眼房 ぜんがんぼう
- 水晶体 すいしょうたい
- 視神経 ししんけい
- 虹彩 こうさい
- 下眼瞼 かがんけん
- 視神経鞘 ししんけいしょう
- 後眼房 こうがんぼう
- 結膜 けつまく
- 毛様体 もうようたい
- 硝子体 しょうしたい
- 視神経円板(乳頭) ししんけいえんばん(にゅうとう)

人体解剖図

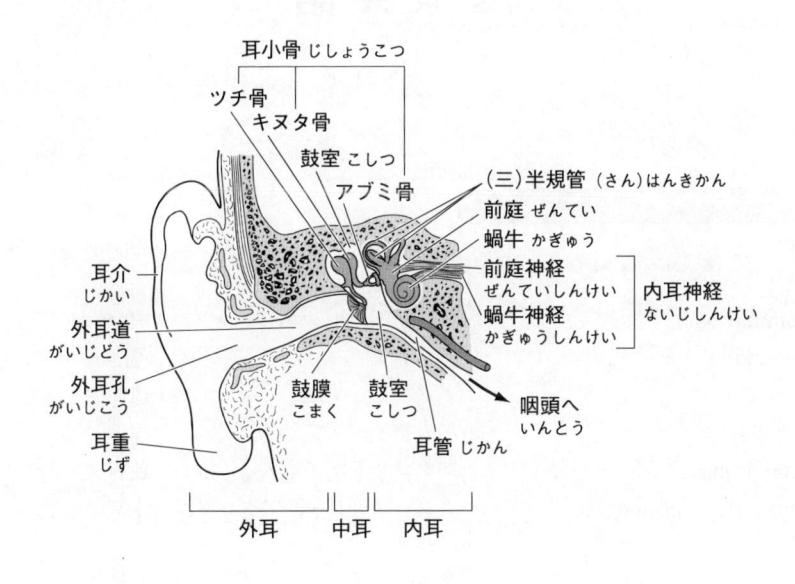

解剖図

耳小骨 じしょうこつ
ツチ骨
キヌタ骨
鼓室 こしつ
アブミ骨
(三)半規管 （さん）はんきかん
前庭 ぜんてい
蝸牛 かぎゅう
前庭神経 ぜんていしんけい
蝸牛神経 かぎゅうしんけい
内耳神経 ないじしんけい
耳介 じかい
外耳道 がいじどう
外耳孔 がいじこう
鼓膜 こまく
鼓室 こしつ
耳管 じかん
咽頭へ いんとう
耳垂 じず

外耳　中耳　内耳

図18　耳

医療英語

頭：その意の接頭語，尾：その意の接尾語を表す．

医療英語	発音	日本語
A		
a-/an-	アー／アンー	頭無，不，非，否定
abdominal pain	アブドミナル ペイン	腹痛
abdomino-	アブドミノー	頭腹
abortion	アボーション	流産
achalasia	アカレイズィア	痙攣（けいれん）
achromatopsia	アクロマトプスィア	色盲
acromegaly, acromegalia	アクロメガリー，アクロメガリア	末端肥大症
acute	アキュート	急性の
aden〔o〕-	アデノー	頭腺
adiposity	アディポスィティー	肥満
admission	アドミッション	入院
admission desk	アドミッション デスク	入院受付窓口
adrenocorc〔t〕icotropic hormone（ACTH）	アドレノコルチ（ティ）コトロピック ホルモン	副腎皮質刺激ホルモン
adult guardian system	アダルト ガーディアン システム	成年後見人制度
agreement	アグリーメント	同意
-algia, -algi〔o〕	ーアルジア	尾痛み
ambulance	アンビュランス	救急車
amenorrhea	アメノリーア	無月経
amputation	アンピュテイション	切断術
anemia	アネミア	貧血
angio-	アンジオー	頭脈管，血管
ankylosis	アンキロウスィス	関節強直
anorexia	アノレクシア	食欲不振
antero-	アンテロー	頭前

医療英語	発音	日本語
anti-	アンティー	頭 反対の, 抗—
antidiuretic hormone (ADH)	アンティダイユーレティック ホルモン	抗利尿ホルモン
appointment desk	アポイントメント デスク	予約係
arrhythmia	アリスミア	不整脈
arterio-	アーテリオ—	頭 動脈
arthralgia	アースラルジア	関節痛
astigmatism	アスティグマティズム	乱視
atrial septal defect (ASD)	アトリアル セプタル ディフェクト	心房中隔欠損〔症〕
attack	アタック	発作
autopsy	オートプスィ	剖検(ぼうけん)

B

医療英語	発音	日本語
bed-bath	ベッドバス	清拭, 体を拭くこと
benefit in cash	ベネフィット イン キャッシュ	現金給付
benefit in kind	ベネフィット イン カインド	現物給付
benign	ビナイン	良性の
bi-	バイ—	頭 2個, 重
bile	バイル	胆汁
bioethics	バイオエシックス	生命倫理
biopsy	バイオプシー	生検
birthday	バースデイ	誕生日
blood pressure	ブラッド プレッシャー	血圧
bloody sputam	ブラッディ スピュータム	血痰
bloody stool	ブラッディー ストゥール	下血, 血便
brady-	ブラディ—	頭 緩, 遅
bradycardia	ブラディカーディア	徐脈(じょみゃく)
bronchitis	ブロンカイティス	気管支炎
broncho-	ブロンコ—	頭 気管支, 細気管支
bronchography	ブロンコグラフィ	気管支造影法
bronchoscopy	ブロンコスコピー	気管支鏡〔検査〕

C

医療英語	発音	日本語
cafeteria	カフィティリア	大食堂(病院等の)

医療英語	発音	日本語
carcinoma	カルスィノウマ	癌
cardio-	カルジオー/カーディオー	頭 心臓
cashier	キャッシャー	会計窓口係
cephalo-	セファロー	頭 頭, 頭部
cerebro-	セレブロー	頭 大脳
certified care worker	サーティファイド ケア ワーカー	介護福祉士
charging by defined rate	チャージング バイ ディファインド レート	定率負担
charging by fixed amount	チャージング バイ フィックスト アマウント	定額負担
chief complaint	チーフ コンプレイント	主訴
cholecystectomy	コレシステクトミー	胆嚢切除術
chronic	クロニック	慢性の
chronic active hepatitis (CAH)	クロニック アクティヴ ヘパタイティス	慢性活動性肝炎
cirrhosis	スィロウスィス	肝硬変症
clinic	クリニック	診療所
clinical laboratory	クリニカル ラボラトリー	臨床検査室
clinical psychologist	クリニカル サイコロジスト	臨床心理士
colicky pain	コリッキー ペイン	疝痛(せんつう)
colon	コロン	結腸
colonoscopy	コロノスコピー	結腸鏡検査
community health care	コミュニティー ヘルス ケア	地域医療
conjunctivitis	コンジャンクティヴァティス	結膜炎
constipation	コンスティペイション	便秘
consultation room	コンサルテイション ルーム	診察室
contact hemorrhage	コンタクト ヘモリッジ	接触出血
contusion	コンテューション	打撲
convulsion	コンヴァルション	痙攣(けいれん)
counseling	カウンセリング	カウンセリング, 相談
coxalgia	コクサルジア	股関節痛
cyst	スィスト	嚢胞(のうほう)

医療英語	発音	日本語
cystoscopy	スィストスコピー	膀胱鏡検査
cyto-	サイトー	頭 細胞
D		
death with dignity	デス ウィズ ディグニティ	尊厳死
decubitus	ディキュービタス	褥瘡
deformation	ディフォメーション	変形
dent-	デンタ（ティ）（ト）ー	頭 歯
dermatology	ダーマトロジー	皮膚科学
dextro-	デクストロー	頭 右
diabetes	ダィアビーティズ	糖尿病
diabetes mellitus	ダィアビーティズ メリタス	真性糖尿病
diagnosis	ダイアグノウスィス	診断
diarrhea	ダイアリーア	下痢
dietitian	ダイエティシャン	栄養士
diplopia	ディプロピア	複視，二重視
discharge	ディスチャージ	退院
dislocation	ディスロケイション	脱臼
disturbance of consciousness	ディスターバンス オヴ コンシャスネス	意識障害
disturbance of vision	ディスターバンス オヴ ヴィジョン	視力障害
dizziness	ディズィネス	めまい
doctor	ドァクター	医師
duct	ダクト	管
duodenal	デュオディーナル	十二指腸の
dwarfism	ドワーフィズム	小人症
dys-	ディスー	頭 痛みのある，悪い，困難な，変質，異常
dyskinesia	ディスキネズィア	運動障害
dysmenorrh〔o〕ea	ディスメノリーア	月経困難症
dysphagia	ディスフェイジア	嚥下困難
dyspn〔o〕ea	ディスプニア	呼吸困難
dysuria	ディスユーリア	排尿困難

医療英語	発音	日本語
E		
echocardiography	エコカーディオグラフィー	心臓超音波検査法
ect〔o〕-	エクト—	頭 外
ectasia	エクティズィア	拡張
-ectomy	—エクトミ〔—〕	尾 切除〔術〕
edema	イディーマ	浮腫, 水腫
electrocardiogram (ECG)	エレクトロカーディオグラム	心電図
electroencephalogram (EEG)	エレクトロエンセファログラム	脳波
electromyogram	エレクトロマイオグラム	筋電図
emaciation	イメイシエイション	やせ
emergency medical service	エマージェンスィ メディカル サーヴィス	救急医療
emesis	エメスィス	嘔吐
-emia	—イーミア	尾 血液
encephalo-	エンセファロ—	頭 脳
endo-	エンド—	頭 内
endoscopic retrograde cholangiopancreatography (ERCP)	エンドスコピック レトログレイド コランジオパンクリアトグラフィー	内視鏡的逆行性胆道膵管造影〔法〕
entero-	エンテロ—	頭 腸
epi-	エピ—	頭 上, 上方
epigastralgia	エピガストラルジア	上腹部痛
epistaxis	エピスタスィス	鼻出血
erythro-	エリスロ—	頭 赤
erythropoietin	エリスロポイアティン	エリスロポエチン
esophageal	イーソファジーアル	食道の
esophagogastroduodenoscopy	イーソファゴガストロデューオディノスコピー	食道胃十二指腸鏡〔検査〕
esophagus	イーソファーガス	食道
estrogen	エストロジェン	卵胞ホルモン
exophthalmos	エクソフタルモス	眼球突出〔症〕

医療英語	発音	日本語
F		
facilities of long-term care for the elderly	ファシリティーズ オヴ ロングターム ケア フォー ジ エルダリー	介護施設
fibro-	フィ(ファイ)ブロー	頭 線維
fibrosarcoma	フィ(ファイ)ブロサーコーマ	線維癌腫/線維肉腫
foot bath	フット バス	足浴
fracture	フラクチャー	骨折
fundamental human rights	ファンダメンタル ヒューマン ライツ	基本的人権
G		
gastrectomy	ガストレクトミー	胃切除術
gastric	ギャストリック	胃の
glyco-	グリコー	頭 糖
gynecology	ジ(ギィ)ネコロジー	婦人科学
H		
hard of hearing	ハード オヴ ヒアリング	難聴
headache	ヘディク	頭痛
head nurse	ヘッド ナース	主任看護師
health care policy, policy medical care	ヘルス ケア ポリシー，ポリシー メディカル ケア	医療政策
health insurance	ヘルス インシュアランス	健康保険
health insurance for all	ヘルス インシュアランス フォー オール	国民健康保険
hem-/hema-/hemo-/hemato-	ヘム/ヘマ/ヘモ/ヘマトー	頭 血液
hematemesis	ヘマテメシス	吐血〔症〕
hematuria	ヘマチューリア	血尿〔症〕
hemi-	ヘミー	頭 半
hemoptysis	ヘモプティスィス	喀血
hemorrhoid	ヘモロイド	痔
hemorrhoidectomy	ヘモロイデクトミー	痔切除術
hepar	ヘパ/ヒーパ	肝臓
hepat-/hepato-	ヘパトー	頭 肝

医療英語	発音	日本語
hepatocellular	ヘパトセルューラー	肝細胞の
high fever	ハイ フィーヴァー	高熱
hoarseness	ホースネス	声枯れ，嗄声
hospital	ホスピタル	病院
human dignity	ヒューマン ディグニティー	人間の尊厳
hydro-	ハイドロ―/ヒドロ―	頭 水，含水，水素
hyper-	ハイパー―	頭 過多，過剰，上方，超
hyperemesis	ハイパレミシス	妊娠悪阻（おそ），嘔吐過多
hyperopia	ハイパロウピア	遠視
hyperparathyroidism	ハイパーパラサイロイディズム	副甲状腺機能亢進症
hypertension	ハイパーテンション	高血圧
hyperthyroidism	ハイパーサイロイディズム	甲状腺機能亢進症
hypo-	ハイポ―	頭 欠，低下，不全
hypotension	ハイポテンション	低血圧
hypothyroidism	ハイポサイロイディズム	甲状腺機能低下症
hysterectomy	ヒスタレクタミー	子宮摘出術
hystero-	ヒステロ―	頭 子宮，ヒステリー
I		
ileocecal pain	イリオシーカル ペイン	回盲部痛（かいもうぶつう）
in walking	イン ウォーキング	徒歩で
infection	インフェクション	感染
informed consent	インフォームド コンセント	説明に基づく同意
intensive care unit (ICU)	インテンシヴ ケア ユニット	集中治療室
internal medicine	インターナル メディスン	内科
intra-	イントラ―	頭 内
ischemic	イスケミック	虚血の
J		
Japan Medical Association	ジャパン メディカル アソシエイション	日本医師会
Japanese Nursing Association	ジャパニーズ ナーシング アソシエイション	日本看護協会

医療英語	発音	日本語
judgement for light nursing care case	ジャッジメント フォー ライト ナーシング ケア ケース	要支援認定
judgement for severe nursing care case	ジャッジメント フォー シヴィア ナーシング ケア ケース	要介護認定
judicial person for social welfare	ジューディシャル パーソン フォー ソーシャル ウエルフェア	社会福祉法人
L		
labor pains	レイバー ペインズ	陣痛(じんつう)
laparoscopy	ラパロスカピー	腹腔鏡検査
laryngo-	ラリンゴー	頭 喉頭(こうとう)
lateral	ラテラル	側部の
leuko-	リューコー/リューカー	頭 白
leukorrhea	リューコリーア	白色おりもの
light nursing care case	ライト ナーシング ケア ケース	要支援者
lipo-	リポー	頭 脂肪
long-term care assistance	ロング ターム ケア アシスタンス	介護扶助
long-term care insurance	ロング ターム ケア インシュアランス	介護保険
long-term medical admisson	ロング ターム メディカル アドミッション	長期入院
lung	ラング	肺
M		
malignant	マリグナント	悪性の
mediastinal	メディアスタイナル	縦隔の
mediastinoscopy	メディアスティノスカピー	縦隔鏡検査
medical assistance	メディカル アシスタンス	医療扶助
medical care for physically handicapped children	メディカル ケア フォー フィジカリー ハンディキャップト チルドレン	育成医療

医療英語	発音	日本語
medical care in community	メディカル ケア イン コミュニティー	在宅医療
medical care personnel	メディカル ケア パーソネル	医療従事者
medical certificate	メディカル サーティフィケイト	診断書
medical contract	メディカル コントラクト	医療契約
medical examination	メディカル イグザミネイション	健康診断
medical insurance doctor	メディカル インシュアランス ドァクター	保険医
medical malpractice	メディカル マルプラクティス	医療過誤
medical organization	メディカル オーガニゼイション	医療機関
medical safty	メディカル セーフティー	医療安全
medical social worker（MSW）	メディカル ソーシャル ワーカー	医療ソーシャルワーカー
medical technician	メディカル テクニシャン	臨床検査技師
melano-	メラノー	頭 黒
menorrhalgia	メナラルジア	月経痛
muco-	ミュコー/ミューコー	頭 粘液
multi-	マルティー	頭 多くの
muscular pain	マスキュラー ペイン	筋肉痛
myelo-	マイアロー/マイアラー	頭 骨髄
myo-	マイオー	頭 筋肉
myopia	マイオピア	近視
N		
naso-	ネイゾー/ネイザー	頭 鼻
nausea	ノージア	悪心
necro-	ネクロー	頭 壊死
nephrectomy	ネフレクタミー	腎切除術
nephro-	ネフロー	頭 腎臓
neuro-	ニューロー	頭 神経
neurology	ニューロラジー	神経学

医療英語	発音	日本語
no particular	ノー パティキュラー	異常なし
normalization	ノーマリゼイション	ノーマライゼーション，正常に生活できるようにすること
nosebleed	ノウズブリード	鼻出血（＝epistaxis）
nurse	ナース	看護師
nursing home	ナーシング ホウム	老人保健施設
nutrition	ニュートリション	栄養
nyctalopia	ニクタロピア	夜盲
nystagmus	ニスタグマス	眼球振とう
O		
obesity	オゥビシティ	肥満
obstetrics	オブステトリクス	産科学
occupational therapist（OT）	オキュペイショナル セラピスト	作業療法士
-oid	―オイド	尾 様の
-oma	―オゥマ	尾 腫瘍
oncology	オンコァラジー	腫瘍学
oophorectomy	オゥアファレクタミー	卵巣摘出術
operating room	オペレイティング ルーム	手術室
ophthalmocopia	オフサルモコウピア	眼精疲労
ophthalmology	オフサルモァラジー	眼科
organ transplantation	オーガン トランスプランテイション	臓器移植
orthopedics	オーサピーディクス	整形外科
-osis	―オッシス	尾 症状
osteo-	オスティオ―	頭 骨
-ostomy	―オストミー	尾 吻合術
otalgia	オゥタルジア	耳痛
otitis	オゥタイティス	耳炎
otitis media	オゥタイティス ミーディア	中耳炎
otorrhea	オゥタリーア	耳漏

医療英語	発音	日本語
outpatient department (OPD)	アウトペイシェント デパートメント	外来
ovary	オゥヴァリー	卵巣
ozostomia	オゥゾストゥミア	口臭

P

医療英語	発音	日本語
pain	ペイン	痛み
pain in chest	ペイン イン チェスト	胸痛
palpitation	パルピテイション	動悸
pancreas	パンクリアス	膵臓
para-	パラ—	頭 副，側，反
paralysis	パラリシス	麻痺
parking space	パーキング スペイス	駐車場
patent ductus arteriosus (PDA)	ペイタント ダクタス アーテリオァサス	動脈管開存
patient's right	ペイシェンツ ライト	患者の権利
patient's room	ペイシェンツ ルーム	病室
pediatrics	ピーディアトリクス	小児科
pelvic	ペルヴィック	骨盤の
-penia	—ペニア	尾 減少，欠乏
petechia	ピティーキア	点状出血
pharmacist	ファーマシスト	薬剤師
pharmacy	ファーマシー	薬局
phlebotomy station	フレボタミー ステーション	採血室
physical therapist (PT)	フィジカル セラピスト	理学療法士
pigmentation	ピグマンテイション	色素沈着
-plasty	プラスティー	尾 形成術
pneumonia	ニューモゥニア	肺炎
poly-	ポリ—	頭 過多，多
polydipsia	ポリディプシア	多飲
polyphagia	ポリフェイジア	多食
polyuria	ポリユーリア	多尿
pregnancy	プレグナンシー	妊娠
presbyopia	プレズビオッピア	老眼
prescription	プリスクリプション	投薬

医療英語	発音	日本語
proct-	プラクトー	頭 肛門または直腸
proteinuria	プロウテイニューリア	タンパク尿
psychiatric hospital	サイキャトリック ホスピタル	精神病院
psychiatric social worker	サイキャトリック ソウシャル ワーカー	精神医学ソーシャルワーカー
psychiatry	サイキャトリー/サイカイアトリー	精神科
psycho-	サイコー	頭 精神，心理
public assistance	パブリック アシスタンス	公的扶助
public basic pension	パブリック ベイシック ペンション	年金保険
purpura	パーピュラ	紫斑(しはん)
pyelo-	パイアロー	頭 腎盂(じんう)
pyelography	パイアログラフィー	腎盂撮影法

R

医療英語	発音	日本語
radiologist	ラジオラジスト	診療放射線技師
receptionist	レセプショニスト	受付係
rectum	レクタム	直腸
ren	レン	腎臓
renin	レニン	レニン
retinal	レティナル	網膜の
rhinitis	リナイティス	鼻炎

S

医療英語	発音	日本語
security office	セキュリティ オフィス	警備室
self decision	セルフ ディシジョン	自己決定
sensory disturbance	センサリー ディスターバンス	知覚障害
severe nursing care case	シヴィア ナーシング ケア ケイス	要介護者
shortness of breath (SOB)	ショートネス オヴ ブレス	息切れ，呼吸困難
signature	シグナチャー	記名，署名
sinusitis	サイニュサイティス	副鼻腔炎

医療英語	発音	日本語
sleeplessness	スリープレスネス	不眠
sneeze	スニーズ	くしゃみ
snore	スノア	いびき
social insurance	ソウシャル インシュアランス	社会保険
sore throat	ソア スロゥト	咽頭炎
spasm	スパズム	けいれん
speech disturbance	スピーチ ディスターバンス	言語障害
speech therapist(SP)	スピーチ セラピスト	言語療法士
splenomegaly	スプリーナメガリー	脾腫
sputum	スピュータム	喀痰
squamous	スクウェイマス	扁平の
squint	スクウィント	斜視
sterility	スタリリティ	不妊
stridor	ストライダー	喘鳴
sub-	サブ―	頭下，下方
subacute	サブアキュート	亜急性の
surgery	サージャリー	外科
T		
tachy-	タキ―	頭急, 頻
tachycardia	タキカーディア	頻脈
telephone order	テレホン オーダー	電話指示
tetralogy of Fallot (TOF)	テトララジー オヴ ファロウ	ファロー四徴候
the date of one's(your) birth	ザ デイト オヴ ワンズ(ユア) バース	生年月日
therapy	セラピー	治療
thermo-	サーモ―	頭熱
thrombo-	スランボ―	頭凝血
thyroid stimulating hormone (TSH)	サイロイド スティミュレーティング ホーモン	甲状腺刺激ホルモン
tinnitus	ティナイタス	耳鳴り
toilet	トイレット	トイレ
-tomy	―トミー	尾切開術
tonsillar	トァンシラー	扁桃の

医療英語	発音	日本語
trachea	トレイキア	気管
tracheotomy	トレイキオタミー	気管切開術
tuberculosis	テュバーキュロゥスィス	結核症
tumor	テューマー	腫瘍，腫脹
tympanic	ティンパニック	鼓室の
U		
Universal Declaration of Human Rights	ユニバーサル デクラレイション オヴ ヒューマン ライツ	世界人権宣言
uremia	ユリーミア	尿毒症
ureter	ウレター/ユリーター	尿管
urethro-	ウレスロ—/ユリースロ—	頭 尿道
uro-	ウロ—/ユーロ—	頭 尿
urology	ユーロラジー	泌尿器科学
uterine hemorrhage	ユータリン ヒーマリジ	子宮出血
uterus	ユータラス	子宮
V		
ventricle	ヴェントリクル	心室，脳室，室，空洞
ventricular	ヴェントリキュラー	室の，空洞の
ventricular septal defect（VSD）	ヴェントリキュラー セプタル ディフェクト	心室中隔欠損
vomitting	ヴォアミッティング	嘔吐
W		
waiting room	ウェイティング ルーム	待合室
wheel chair	ホウィール チェアー	車椅子
worker's insurance for industrial accident	ワーカース インシュアランス フォー インダストリアル アクシデント	労災保険

薬と薬効

＊：同じ薬品（一般名）で，他に商品があるもの。

商品名		一般名	薬効名
5-FU		フルオロウラシル	代謝拮抗剤
5-オキシン		合剤	緑内障治療剤
ATP	＊	アデノシン三リン酸二ナトリウム	脳循環代謝改善剤
EPL	＊	ポリエンホスファチジルコリン	高脂血症用剤
MDS	＊	デキストラン硫酸ナトリウムイオン	高脂血症用剤
MSコンチン	＊	硫酸モルヒネ	モルヒネ製剤
PL顆粒		合剤	非ピリン系総合感冒剤
S・M散		合剤	健胃・消化剤（消化酵素薬）
アキネトン	＊	ビペリデン	抗パーキンソン病用剤
アクディーム	＊	塩化リゾチーム	消炎酵素剤
アクロマイシン		テトラサイクリン	テトラサイクリン系抗生物質
アシノン	＊	ニザチジン	消化性潰瘍治療剤（攻撃因子抑制剤）
アストフィリン		合剤	喘息治療剤（気管支拡張剤）
アストミン	＊	リン酸ジメモルファン	鎮咳剤
アズノール	＊	アズレン	消化性潰瘍治療剤（防御因子増強剤）
アスパラ-CA	＊	L-アスパラギン酸カルシウム	カルシウム補給剤
アスパラK	＊	L-アスパラギン酸カリウム	カリウム補給剤
アスピリン		アスピリン	非ステロイド性抗炎症剤（NSAIDs）
アスペノン	＊	塩酸アプリンジン	不整脈用剤
アスベリン	＊	ヒベンズ酸チペピジン	鎮咳剤
アセタノール	＊	塩酸アセブトロール	β遮断剤

商品名		一般名	薬効名
アセチルスピラマイシン		アセチルスピラマイシン	マクロライド系抗生物質
ピリナジン	*	アセトアミノフェン	非ピリン系解熱鎮痛剤
アゼプチン	*	塩酸アゼラスチン	抗アレルギー剤
アタラックス	*	ヒドロキシジン	抗不安剤
アダラート	*	ニフェジピン	Ca 拮抗剤（噛み砕かずに服用）
アーチスト	*	カルベジロール	β 遮断剤
アデカット	*	塩酸デラプリル	降圧剤（ACE 阻害剤）
アテレック	*	シルニジピン	Ca 拮抗剤
アーテン	*	塩酸トリヘキシフェニジル	抗パーキンソン病用剤
アトック		フマル酸ホルモテロール	喘息治療剤
アドナ	*	カルバゾクロムスルホン酸ナトリウム	止血剤（血管強化剤）
アナフラニール		塩酸クロミプラン	三環系抗うつ剤
アビリット	*	スルピリド	消化性潰瘍治療剤(防御因子増強剤)・抗精神病剤
アプレース		トロキシピド	消化性潰瘍治療剤(防御因子増強剤)
アプレゾリン	*	塩酸ヒドララジン	降圧剤(血管拡張)
アミサリン	*	塩酸プロカインアミド	不整脈用剤
アモバン	*	ゾピクロン	超短時間作用型催眠鎮静剤
アリナミンF	*	フルスルチアミン	ビタミン B_1 製剤
アルダクトンA	*	スピロノラクトン	カリウム保持性利尿剤
アルタット		塩酸ロキサチジンアセタート	消化性潰瘍治療剤（制酸剤）
アルドメット	*	メチルドパ	降圧剤（交感神経抑制剤）
アルファロールカプセル	*	アルファカルシドール	活性型ビタミン D_3 製剤
アレギサール	*	ペミロラストカリウム	抗アレルギー剤
インフリー		インドメタシン ファルネシル	非ステロイド性抗炎症剤（NSAIDs）
ウテメリン	*	塩酸リトドリン	子宮運動抑制剤
ウブレチド	*	臭化ジスチグミン	自律神経作用剤（副交感神経興奮剤）

商品名		一般名	薬効名
ウラリット	＊	合剤	高尿酸血症治療剤，アシドーシス治療剤
ウルグート	＊	塩酸ベネキサートベータデクス	消化性潰瘍治療剤（防御因子増強剤）
ウルソ	＊	ウルソデオキシコール酸	利胆剤
エパデール	＊	イコサペント酸エチル	高脂血症用剤
エビプロスタット	＊	合剤	前立腺肥大症治療剤
エリスロシン		エリスロマイシン	マクロライド系抗生物質
エンピナース	＊	プロナーゼ	消炎酵素剤
オイグルコン	＊	グリベンクラミド	経口糖尿病剤(SU 剤)
オーグメンチン		合剤	ペニシリン系抗生物質
オパルモン	＊	リマプロストアルファデクス	抗血栓剤
オメプラゾン	＊	オメプラゾール	消化性潰瘍治療剤(制酸剤)
オラセフ		セフロキシムアキセチル	セフェム系抗生物質
オーラップ		ピモジド	抗精神病剤
ガスター	＊	ファモチジン	消化性潰瘍治療剤(制酸剤)
カナマイシン	＊	硫酸カナマイシン	アミノ配糖体系抗生物質
カフェルゴット		合剤	片頭痛治療剤
カプトリル	＊	カプトプリル	降圧剤(ACE 阻害剤)
カルグート	＊	デノパミン	強心剤
カルスロット	＊	塩酸マニジピン	Ca 拮抗剤
カルデナリン	＊	メシル酸ドキサゾシン	降圧剤(交感神経抑制剤)
カルナクリン	＊	カリジノゲナーゼ	膵臓性循環系ホルモン剤
キネダック		エパルレスタット	経口糖尿病剤
キャベジンU	＊	メチルメチオニンスルホニウムクロリド	消化性潰瘍治療薬（防御因子増強剤）
クラリシッド	＊	クラリスロマイシン	マクロライド系抗生物質
クラリス	＊	クラリスロマイシン	マクロライド系抗生物質
グランダキシン	＊	トフィソパム	自律神経用剤
グリセチンV	＊	グリセオフルビン	抗真菌剤
グリチロン		合剤	肝機能改善剤
ケタス	＊	イブジラスト	脳循環代謝改善剤
ケフラール	＊	セファクロル	セフェム系抗生物質

商品名		一般名	薬効名
コートン		酢酸コルチゾン	副腎皮質ホルモン
コニール		塩酸ベニジピン	Ca拮抗剤
コントミン	*	クロルプロマジン	抗精神病剤
コントール	*	クロルジアゼポキシド	長時間作用型抗不安剤
サイレース	*	フルニトラゼパム	中間作用型催眠鎮静剤
ザジテン	*	フマル酸ケトチフェン	抗アレルギー剤
サノレックス		マジンドール	抗肥満剤
サラゾピリン	*	サラゾスルファピリジン	クローン病・潰瘍性大腸炎治療剤
サワシリン	*	アモキシシリン	ペニシリン系抗生物質
ザンタック	*	塩酸ラニチジン	消化性潰瘍治療剤（制酸剤）
サンリズム	*	塩酸ピルジカイニド	不整脈用剤
ジコシン	*	ジゴキシン	強心剤（ジギタリス製剤）
シナール		合剤	ビタミンC，パントテン酸配合剤
ジフルカン	*	フルコナゾール	抗真菌剤
シプロキサン		塩酸シプロフロキサシン	ニューキノロン系抗菌剤
ジベトスB	*	塩酸ブホルミン	ビグアナイド系経口糖尿病剤
シベノール		コハク酸シベンゾリン	不整脈用剤
ジョサマイシン	*	ジョサマイシン	マクロライド系抗生物質
シンメトレル	*	塩酸アマンタジン	抗パーキンソン病用剤
シンレスタール	*	プロブコール	高脂血症用剤
ストミラーゼ		合剤	健胃・消化剤（消化酵素剤）
スピロペント	*	塩酸クレンブテロール	喘息治療剤
スルガム	*	テアプロフェン酸	非ステロイド性抗炎症剤（NSAIDs）
スロービッド	*	テオフィリン	喘息治療剤
ゼオエース	*	セミアルカリプロテイナーゼ	消炎酵素剤
セスデン	*	臭化チメピジウム	鎮痙剤（副交感神経抑制剤）
ゼストリル	*	リシノプリル	降圧剤（ACE阻害剤）
ゼスラン	*	メキタジン	抗アレルギー剤
セファドール	*	塩酸ジフェニドール	抗めまい剤
セフスパン	*	セフィキシム	セフェム系抗生物質
セフゾン		セフジニル	セフェム系抗生物質
セブンイー・P		合剤	健胃・消化剤（消化酵素剤）

商品名		一般名	薬効名
セルシン	＊	ジアゼパム	長時間作用型抗不安剤
セルテクト	＊	オキサトミド	抗アレルギー剤
セルニルトン	＊	セルニチンポーレンエキス	前立腺肥大症治療剤
セルベックス	＊	テプレノン	消化性潰瘍治療剤(胃粘膜微小循環改善剤)
セレキノン		マレイン酸トリメブチン	消化管運動改善剤
セレスタミン	＊	合剤	抗ヒスタミン剤
セロクラール	＊	酒石酸イフェンプロジル	抗めまい剤
セロケン	＊	酒石酸メトプロロール	β 遮断剤
センノサイド		センノシド	刺激性下剤
ゾビラックス	＊	アシクロビル	ヘルペスウイルス感染症治療剤
ソランタール	＊	塩酸チアラミド	非ステロイド性抗炎症剤（NSAIDs）
ソロン		ソファルコン	消化性潰瘍治療剤(防御因子増強剤)
ダイアート	＊	アゾセミド	ループ利尿剤
ダオニール	＊	グリベンクラミド	経口糖尿病剤(SU剤)
タケプロン		ランソプラゾール	消化性潰瘍治療剤(制酸剤)
ダーゼン	＊	セラペプターゼ	消炎酵素剤
タチオン	＊	グルタチオン	肝機能改善剤
タフマックE		合剤	健胃・消化剤 (消化酵素剤)
タベジール	＊	フマル酸クレマスチン	抗ヒスタミン剤
タリビッド		オフロキサシン	ニューキノロン系抗菌剤
ダン・リッチ		合剤	総合感冒剤
タンボコール		酢酸フレカイニド	不整脈用剤
チバセン	＊	塩酸ベナゼプリル	ACE阻害剤
チョコラA		パルミチン酸レチノール	ビタミンA製剤
チラーヂンS		レボチロキシンナトリウム	甲状腺ホルモン製剤
チロナミン	＊	リオチロニンナトリウム	甲状腺ホルモン製剤
ディーアルファ	＊	アルファカルシドール	活性型ビタミンD_3製剤
テオドール	＊	テオフィリン	喘息治療剤
テオロング		テオフィリン	喘息治療剤
デカドロン	＊	デキサメタゾン	副腎皮質ホルモン剤
テノーミン	＊	アテノロール	β 遮断剤

商品名		一般名	薬効名
デパケン	＊	バルプロ酸ナトリウム	抗てんかん剤
デパス		エチゾラム	短時間作用型抗不安剤
テルネリン		塩酸チザニジン	痙縮・筋緊張治療剤（筋弛緩剤）
ドグマチール	＊	スルピリド	消化性潰瘍治療剤（防御因子増強剤）
ドプス		ドロキシドパ	抗パーキンソン病用剤
トフラニール	＊	塩酸イミプラミン	三環系抗うつ剤
トミロン		セフテラムピボキシル	セフェム系抗生物質
トランサミン	＊	トラネキサム酸	止血剤
トリプタノール	＊	塩酸アミトリプチリン	三環系抗うつ剤
ドルナー	＊	ベラプロストナトリウム	抗血栓剤
ナイキサン	＊	ナプロキセン	非ステロイド性抗炎症剤（NSAIDs）
ナウゼリン	＊	ドンペリドン	健胃・消化剤（消化管運動改善剤）
ニトログリセリン	＊	ニトログリセリン	抗狭心症剤（硝酸剤）
ニトロール	＊	二硝酸イソソルビド	抗狭心症剤（硝酸剤）
ニバジール	＊	ニルバジピン	Ca 拮抗剤
ニューレプチル	＊	プロペリシアジン	抗精神病剤
ネオドパストン	＊	合剤	抗パーキンソン病用剤
ノイエル	＊	塩酸セトラキサート	消化性潰瘍治療剤(防御因子増強剤)
ノイキノン	＊	ユビデカレノン	強心剤
ノイチーム	＊	塩化リゾチーム	消炎酵素剤
ノイビタ		オクトチアミン	ビタミン B_1 製剤
ノルバデックス	＊	クエン酸タモキシフェン	ホルモン製剤
ノルモナール		トリパミド	利尿剤
ハイゼット	＊	ガンマ-オリザノール	自律神経用剤
ハイセレニン	＊	バルプロ酸ナトリウム	抗てんかん剤
バイミカード	＊	ニソルジピン	Ca 拮抗剤
バイロテンシン	＊	ニトレンジピン	Ca 拮抗剤
バキソ		ピロキシカム	非ステロイド性抗炎症剤（NSAIDs）
バクシダール	＊	ノルフロキサシン	ニューキノロン系抗菌剤

商品名		一般名	薬効名
バクタ	*	スルファメトキサゾール・トリメトプリム	合成抗菌剤（ST 合剤）
バクトラミン	*	スルファメトキサゾール・トリメトプリム	合成抗菌剤（ST 合剤）
バスタレル F	*	塩酸トリメタジジン	抗狭心症剤
パセトシン	*	アモキシシリン	ペニシリン系抗生物質
バソメット	*	塩酸テラゾシン	交感神経抑制剤
バップフォー		塩酸プロピベリン	神経因性膀胱治療剤
パナルジン	*	塩酸チクロピジン	抗血栓剤
バナン		セフポドキシムプロキセチル	セフェム系抗生物質
バランス	*	クロルジアゼポキシド	長時間作用型抗不安剤
ハルシオン	*	トリアゾラム	超短時間作用型催眠鎮静剤
バルネチール	*	塩酸スルトプリド	抗精神病剤
パンスポリン T		塩酸セフォチアムヘキセチル	セフェム系抗生物質
パントシン	*	パンテチン	パントテン酸製剤
ビオスリー	*	酪酸菌	止瀉・整腸剤
ビオタミン		ベンフォチアミン	ビタミン B_1 製剤
ビオフェルミン R	*	ラクトミン	止瀉・整腸剤
ビクシリン	*	アンピシリン	ペニシリン系抗生物質
ピコベン	*	ピコスルファートナトリウム	刺激性下剤
ヒスロン H	*	酢酸メドロキシプロゲステロン	ホルモン製剤
ピーゼットシー	*	ペルフェナジン	抗精神病剤
ビソルボン	*	塩酸ブロムヘキシン	鎮咳去痰剤
ビタメジン		合剤	ビタミン B_1, B_2, B_{12} 配合剤
ヒダントール	*	フェニトイン	抗てんかん剤
ヒデルギン	*	メシル酸ジヒドロエルゴトキシン	脳エネルギー代謝改善剤
ピドキサール	*	リン酸ピリドキサール	ビタミン B_6 製剤
ビブラマイシン	*	塩酸ドキシサイクリン	テトラサイクリン系抗生物質
ヒポカ		塩酸バルニジピン	Ca 拮抗剤

商品名		一般名	薬効名
ヒルナミン	＊	レボメプロマジン	抗精神病剤
ピレチア	＊	塩酸プロメタジン	抗ヒスタミン剤
ファンギゾン	＊	アムホテリシンB	抗真菌剤
ファンシダール		スルファドキシン・ピリメタミン（SP合剤）	抗マラリア剤
フェロ・グラデュメット	＊	硫酸鉄	経口用鉄剤
フェロベリンA	＊	合剤	止痢・整腸剤（殺菌剤）
フェロミア	＊	クエン酸第一鉄ナトリウム	経口用鉄剤
フオイパン	＊	メシル酸カモスタット	膵疾患用剤
ブスコパン	＊	臭化ブチルスコポラミン	鎮痙剤（副交感神経抑制剤）
ブテラジン		ブドララジン	降圧剤
フラジール	＊	メトロニダゾール	トリコモナス治療剤
ブラダロン	＊	塩酸フラボキサート	神経因性膀胱治療剤
フラベリック	＊	リン酸ベンプロペリン	鎮咳剤
フランドル	＊	二硝酸イソソルビド	抗狭心症剤（硝酸剤）
ブリカニール	＊	硫酸テルブタリン	喘息治療剤
プリモボラン		酢酸メテノロン	男性ホルモン剤
プリンペラン	＊	メトクロプラミド	健胃・消化剤（消化管運動改善剤）
フルイトラン	＊	トリクロルメチアジド	チアジド系利尿剤
プルゼニド	＊	センノシド	刺激性下剤
フルツロン		ドキシフルリジン	代謝拮抗剤
ブルフェン	＊	イブプロフェン	非ステロイド性抗炎症剤（NSAIDs）
プレタール	＊	シロスタゾール	抗血栓剤
ブレディニン		ミゾリビン	免疫抑制剤
プレドニゾロン	＊	プレドニゾロン	副腎皮質ホルモン剤
プレドニン	＊	プレドニゾロン	副腎皮質ホルモン剤
プレマリン		結合型エストロゲン	女性ホルモン剤（卵胞ホルモン）
プログラフ		タクロリムス水和物	免疫抑制剤
ブロクリンL	＊	ピンドロール	β遮断剤
プロサイリン	＊	ベラプロストナトリウム	抗血栓剤
プロスタルモン・E	＊	ジノプロストンベータデクス	プロスタグランジン製剤（産科的治療剤）

商品名		一般名	薬効名
プロチアデン		塩酸ドスレピン	三環系抗うつ剤
プロノン	*	塩酸プロパフェノン	不整脈用剤
プロバリン	*	ブロムワレリル尿素	短時間作用型催眠鎮静剤
プロヘパール		合剤	肝機能改善剤
フロベン	*	フルルビプロフェン	非ステロイド性抗炎症剤（NSAIDs）
プロミド		プログルミド	消化性潰瘍治療剤（制酸剤）
ブロンコリン		塩酸マブテロール	喘息治療剤
ベガ	*	塩酸オザグレル	抗アレルギー剤
ベゲタミン		合剤	催眠鎮静剤
ベザトール SR	*	ベザフィブラート	高脂血症用剤
ベスタチン		ウベニメクス	非特異的免疫賦活剤（BRM）
ベタナミン		ペモリン	抗うつ剤
ベネトリン	*	硫酸サルブタモール	喘息治療剤
ベプリコール		塩酸ベプリジル	不整脈用剤
ペミラストン	*	ペミロラストカリウム	抗アレルギー剤
ペリアクチン	*	塩酸シプロヘプタジン	抗ヒスタミン剤
ペリシット		ニセリトロール	高脂血症用剤
ベリチーム		合剤	健胃・消化剤（消化酵素剤）
ペルジピン	*	塩酸ニカルジピン	Ca 拮抗剤
ヘルベッサー	*	塩酸ジルチアゼム	Ca 拮抗剤
ベンザリン	*	ニトラゼパム	中間作用型催眠鎮静剤
ホモクロミン	*	塩酸ホモクロルシクリジン	抗ヒスタミン剤
ポラキス	*	塩酸オキシブチニン	神経因性膀胱治療剤
ポララミン	*	マレイン酸クロルフェニラミン（d 体）	抗ヒスタミン剤
ホリゾン	*	ジアゼパム	長時間作用型抗不安剤
ボルタレン	*	ジクロフェナクナトリウム	非ステロイド性抗炎症剤（NSAIDs）
ポンタール	*	メフェナム酸	非ステロイド性抗炎症剤（NSAIDs）
マーズレン S	*	合剤	消化性潰瘍治療剤（防御因子増強剤）
マドパー	*	合剤	抗パーキンソン病用剤

商品名		一般名	薬効名
ミオカマイシン		酢酸ミデカマイシン	マクロライド系抗生物質
ミオナール	*	塩酸エペリゾン	痙縮・筋緊張治療剤（筋弛緩剤）
ミケラン	*	塩酸カルテオロール	β 遮断剤
ミニプレス	*	塩酸プラゾシン	降圧剤（交感神経抑制剤）
ミノマイシン	*	塩酸ミノサイクリン	テトラサイクリン系抗生物質
ミフロール		カルモフール	代謝拮抗剤
ミラドール	*	スルピリド	消化性潰瘍治療剤（防御因子増強剤）
ミルマグ		水酸化マグネシウム	下剤
ムコスタ		レバミピド	消化性潰瘍治療剤（防御因子増強剤）
ムコソルバン	*	塩酸アンブロキソール	去痰剤
メイラックス	*	ロフラゼプ酸エチル	超長時間作用型抗不安剤
メインテート	*	フマル酸ビソプロロール	β 遮断剤
メキシチール	*	塩酸メキシレチン	不整脈用剤
メサルモン-F		合剤	女性・男性ホルモン配合剤
メジコン	*	臭化水素酸デキストロメトルファン	鎮咳剤
メタルカプターゼ		ペニシラミン	抗リウマチ剤
メチコバール	*	メコバラミン	ビタミン B_{12} 製剤
メバロチン	*	プラバスタチンナトリウム	高脂血症用剤
メプチン	*	塩酸プロカテロール	喘息治療剤
メリスロン	*	メシル酸ベタヒスチン	抗めまい剤
メレックス		メキサゾラム	長時間作用型抗不安剤
ユナシン		トシル酸スルタミシリン	ペニシリン系抗生物質
ユベラN	*	ニコチン酸トコフェロール	ビタミンE製剤
ユリノーム	*	ベンズブロマロン	高尿酸血症治療剤
ヨーデルS	*	センナエキス	刺激性下剤
ラキソベロン	*	ピコスルファートナトリウム	刺激性下剤
ラックビー	*	耐性乳酸菌	止痢・整腸剤
ラボナ		ペントバルビタールカルシウム	中間作用型催眠鎮静剤

商品名		一般名	薬効名
ランツジール	*	アセメタシン	非ステロイド性抗炎症剤（NSAIDs）
ランドセン	*	クロナゼパム	抗てんかん剤
リオレサール	*	バクロフェン	痙縮・筋緊張治療剤（筋弛緩剤）
リザベン	*	トラニラスト	抗アレルギー剤
リズミック	*	メチル硫酸アメジニウム	昇圧剤
リスミー		塩酸リルマザホン	短時間作用型催眠鎮静剤
リスモダン	*	ジソピラミド	不整脈用剤
リドーラ	*	オーラノフィン	抗リウマチ剤
リファジン	*	リファンピシン	抗結核剤
リボトリール	*	クロナゼパム	抗てんかん剤
リポバス		シンバスタチン	高脂血症用剤
リンデロン	*	ベタメタゾン（リン酸ベタメタゾンナトリウム）	副腎皮質ホルモン剤
リンラキサー	*	カルバミン酸クロルフェネシン	痙縮・筋緊張治療剤（筋弛緩剤）
ルジオミール	*	塩酸マプロチリン	四環系抗うつ剤
ルネトロン		ブメタニド	ループ利尿剤
ルリッド		ロキシスロマイシン	マクロライド系抗生物質
レキソタン	*	ブロマゼパム	中間作用型抗不安剤
レスタミン	*	塩酸ジフェンヒドラミン	抗ヒスタミン剤
レニベース		マレイン酸エナラプリル	降圧剤（ACE阻害剤）
レフトーゼ	*	塩化リゾチーム	消炎酵素剤
レンドルミン	*	ブロチゾラム	短時間作用型催眠鎮静剤
ロキソニン	*	ロキソプロフェンナトリウム	非ステロイド性抗炎症剤（NSAIDs）
ロコルナール	*	トラピジル	抗狭心症剤（冠血管拡張剤）
ロドピン	*	ゾテピン	抗精神病剤
ロンゲス	*	リシノプリル	降圧剤（ACE阻害剤）
ワンアルファ	*	アルファカルシドール	活性型ビタミンD_3製剤

難読漢字

艸（艹：くさかんむり）→ 3画　　肉（月：にくづき）→ 4画

2画

力価／りきか

3画

下血／げけつ
下行（－結腸）／かこう（－けっちょう）
下垂体／かすいたい
下肢／かし
下剤／げざい
下腿／かたい
下顎／かがく
三叉神経／さんさしんけい
三尖弁／さんせんべん
三角巾／さんかくきん
上気道／じょうきどう
上肢／じょうし
上腕／じょうわん
上顎洞／じょうがくどう
大動脈瘤／だいどうみゃくりゅう
大腸菌／だいちょうきん
大腿／だいたい
口唇／こうしん
口腔／こうくう
口蓋／こうがい
子宮頸管／しきゅうけいかん
子癇／しかん
小線源／しょうせんげん

4画

不可逆／ふかぎゃく

予防衣（感染－）／よぼうい（かんせん－）
予後（－の管理）／よご（－のかんり）
化膿／かのう
内出血／ないしゅっけつ
内視鏡／ないしきょう
円坐／えんざ
天疱瘡／てんぽうそう
尺骨／しゃくこつ
屯（頓）服／とんぷく
幻覚／げんかく
心身症／しんしんしょう
心肺（－蘇生）／しんぱい（－そせい）
心窩部痛／しんかぶつう
手指／しゅし
手根骨／しゅこんこつ
日射病／にっしゃびょう
欠伸／あくび
止血／しけつ
止痢薬／しりやく
止瀉薬／ししゃやく
毛髪／もうはつ
水痘／すいとう

5画

主治医／しゅじい
充填／じゅうてん
凹窩／おうか
加療／かりょう
幼年／ようねん
包茎／ほうけい
包帯／ほうたい

可逆／かぎゃく
四肢／しし
圧迫／あっぱく
圧痛／あっつう
外反母趾／がいはんぼし
外痔核／がいぢかく
失禁／しっきん
失語／しつご
左房／さぼう
打診／だしん
本態性（-高血圧症）／ほんたいせい（-こうけつあつしょう）
末梢（-神経）／まっしょう（-しんけい）
正中（-神経）／せいちゅう（-しんけい）
正常分娩／せいじょうぶんべん
生命兆候／せいめいちょうこう
生検／せいけん
白内障／はくないしょう
白癬（足-）／はくせん（あし-）
立位／りつい

6画

両側／りょうそく
会陰／えいん
仰臥（-位）／ぎょうが（-い）
全粥／ぜんがゆ
伝達麻酔／でんたつますい
吃音／きつおん
合併症／がっぺいしょう
吐血／とけつ
吐乳／とにゅう
吐物／とぶつ
回盲／かいもう
多胎／たたい
多剤耐性（-菌）／たざいたいせい（-きん）
妄想／もうそう

安楽（-死）／あんらく（-し）
弛緩／しかん
灰白質／かいはくしつ
糸球体／しきゅうたい
羊水／ようすい
老衰／ろうすい
耳下腺／じかせん
耳介／じかい
耳朶／じだ，みみたぶ
耳垢／じこう
肉芽／にくが（げ）
肉芽腫／にくがしゅ
肉腫（骨-）／にくしゅ（こつ-）
肋骨（-骨折）／ろっこつ（-こっせつ）
肋間（-神経痛）／ろっかん（-しんけいつう）
舌下／ぜっか
舌下腺／ぜっかせん
舌苔／ぜったい
血栓／けっせん
血痕／けっこん
血清／けっせい
血漿／けっしょう
血縁（-関係）／けつえん（-かんけい）

7画

亜（-全摘，-急性）／あ（-ぜんてき，-きゅうせい）
利尿（-薬）／りにょう（-やく）
卵巣（-嚢腫）／らんそう（-のうしゅ）
卵管／らんかん
含嗽／がんそう（うがい）
呑気／どんき
吻合／ふんごう
坐位／ざい
坐骨神経痛／ざこつしんけいつう
坐薬／ざやく

妊娠／にんしん
対症療法／たいしょうりょうほう
尿閉／にょうへい
床頭台／しょうとうだい
杜撰／ずさん
沈渣（渣）／ちんさ
沐浴／もくよく
肝硬変／かんこうへん
角膜／かくまく
赤痢／せきり
足浴／そくよく
麦粒腫／ばくりゅうしゅ

8画

乳児／にゅうじ
乳房／にゅうぼう
乳腺／にゅうせん
乳癌／にゅうがん
乳糜／にゅうび
卒中（脳−）／そっちゅう（のう−）
依存（薬物−）／いぞん（やくぶつ−）
免疫／めんえき
咀嚼／そしゃく
房室／ぼうしつ
押印／おういん
担架／たんか
放射線／ほうしゃせん
易感染性／いかんせんせい
易疲労性／いひろうせい
昇圧剤／しょうあつざい
松果体／しょうかたい
盲腸／もうちょう
肩関節／けんかんせつ
股関節（−脱臼）／こかんせつ（−だっきゅう）
芽胞／がほう
苔癬／たいせん

9画

冠動脈／かんどうみゃく
冠循環／かんじゅんかん
剃毛／ていもう
前与薬／ぜんよやく
前立腺／ぜんりつせん
勃起／ぼっき
咽頭／いんとう
咳嗽／がいそう
咬合／こうごう
幽門／ゆうもん
按摩／あんま
括約筋／かつやくきん
指示箋／しじせん
扁桃（−腺）／へんとう（−せん）
歪曲／わいきょく
海馬／かいば
洗浄／せんじょう
洗腸／せんちょう
点耳（−薬）／てんじ（−やく）
点滴（−静注）／てんてき（−じょうちゅう）
点鼻（−薬）／てんび（−やく）
狭心症／きょうしんしょう
狭窄／きょうさく
疫学／えきがく
疫痢／えきり
疥癬／かいせん
疣／いぼ
疣贅／ゆうぜい
発作性（−頻脈）／ほっさせい（−ひんみゃく）
発疹／ほっしん
砕石／さいせき
穿孔／せんこう
穿刺／せんし
胃下垂／いかすい

胃拡張／いかくちょう
胃洗浄／いせんじょう
胃瘻／いろう
胡坐／あぐら
胎児／たいじ
胎動／たいどう
胎盤剝離／たいばんはくり
胆石／たんせき
胆嚢／たんのう
胞状奇胎／ほうじょうきたい
臥位／がい
臥床（ーする）／がしょう（ーする）
送管／そうかん
迷走神経／めいそうしんけい
重積（腸ー）／じゅうせき（ちょうー）
面疔／めんちょう
面皰／めんぽう
飛沫（ー感染）／ひまつ（ーかんせん）
食思（欲）不振／しょくし（よく）ふしん

浸潤／しんじゅん
涙管／るいかん
特発性／とくはつせい
狼狽（ーする）／ろうばい（ーする）
留置針／りゅうちしん
症候群／しょうこうぐん
疾患／しっかん
疼痛／とうつう
疱疹／ほうしん
眩暈／げんうん，めまい
笑気ガス／しょうきがす
脂漏／しろう
脆弱／ぜいじゃく
脊柱管／せきちゅうかん
脊髄／せきずい
脈管／みゃっかん
衰弱／すいじゃく
造影（ー剤）／ぞうえい（ーざい）
透析（人工ー）／とうせき（じんこうー）
連鎖球菌／れんさきゅうきん
配偶者／はいぐうしゃ
閃輝暗点／せんきあんてん
陥入爪／かんにゅうそう
除細動／じょさいどう
陣痛／じんつう
骨粗鬆症／こつそしょうしょう
骨頭（人工ー）／こっとう（じんこうー）

――――― 10画 ―――――

倦怠感／けんたいかん
剝（剥）離／はくり
夏季熱／かきねつ
帯下／たいげ
帯状疱疹／たいじょうほうしん
徐放性／じょほうせい
徐脈／じょみゃく
徒手／としゅ
恥毛／ちもう
恥骨／ちこつ
挫傷（脳ー）／ざしょう（のうー）
挿入／そうにゅう
残渣（渣）（ー物）／ざんさ（ーぶつ）
浣腸／かんちょう
浸透圧／しんとうあつ

――――― 11画 ―――――

側臥位／そくがい
動脈硬化／どうみゃくこうか
唾液／だえき
培養（細菌ー）／ばいよう（さいきんー）
宿主／しゅくしゅ
宿便／しゅくべん
悪心／おしん

悪液質／あくえきしつ
悪阻／おそ
悪寒／おかん
悪露／おろ
情緒不安定／じょうちょふあんてい
捻挫（頸椎−）／ねんざ（けいつい−）
捻転（腸−）／ねんてん（ちょう−）
捻髪音／ねんぱつおん
断裂／だんれつ
断端（−形成）／だんたん（−けいせい）
桿菌／かんきん
梗塞／こうそく
清拭／せいしき
淋菌／りんきん
混濁／こんだく
牽引／けんいん
産湯／うぶゆ
産褥（−熱）／さんじょく（−ねつ）
異型／いけい
痔核／ぢかく
痔瘻／ぢろう
痒疹／ようしん
眼圧／がんあつ
眼脂／がんし
眼瞼（−下垂）／がんけん（−かすい）
窒素／ちっそ
粘液（頸管−）／ねんえき（けいかん−）
粘膜（鼻腔−）／ねんまく（びくう−）
経皮／けいひ
終末／しゅうまつ
終焉／しゅうえん
脚気／かっけ
脛（−骨）／けい（−こつ）
脱臼／だっきゅう
脳死／のうし
脳血管障害／のうけっかんしょうがい

脳卒中／のうそっちゅう
脳挫傷／のうざしょう
脳梗塞／のうこうそく
脳幹／のうかん
脳腫瘍／のうしゅよう
脳震盪／のうしんとう
脳槽／のうそう
萎縮／いしゅく
蛋白質／たんぱくしつ
術（−前，−後）／じゅつ（−ぜん，−ご）
視床下部／ししょうかぶ
転移（癌−）／てんい（がん−）
転位／てんい
軟骨／なんこつ
軟膏／なんこう
進捗／しんちょく
陰部／いんぶ
陰影（胸部の−）／いんえい（きょうぶの−）
陳旧性（−骨折）／ちんきゅうせい（−こっせつ）
問診／もんしん
麻疹／ましん
麻酔／ますい
麻痺（小児−）／まひ（しょうに−）
麻薬／まやく
黄疸／おうだん

12画

傍／ぼう
創（−傷）／そう（−しょう）
喀血／かっけつ
喀痰／かくたん
喉頭／こうとう
喘息／ぜんそく
喘鳴／ぜん（い）めい
喪失（意識−）／そうしつ（いしき−）

堕胎／だたい
尋常性／じんじょうせい
尊厳死／そんげんし
嵌頓／かんとん
廃用症候群／はいようしょうこうぐん
掌蹠／しょうせき
散粒腫／さんりゅうしゅ
椎骨／ついこつ
椎間板／ついかんばん
棘／きょく，とげ
温湯／おんとう
湿疹／しっしん
煮沸／しゃふつ
無呼吸／むこきゅう
無菌（−室）／むきん（−しつ）
無痛分娩／むつうぶんべん
無精子症／むせいししょう
猩紅熱／しょうこうねつ
痙（瘈）縮／けいしゅく
痙（瘈）攣（瘛）／けいれん
痛風／つうふう
痘瘡／とうそう
着床／ちゃくしょう
硬膜／こうまく
硝子体／しょうしたい
粥状（−動脈硬化）／じゅくじょう（−どうみゃくこうか）
粟粒腫／ぞくりゅうしゅ
絞扼／こうやく
結紮／けっさつ
絨毛／じゅうもう
腓骨／ひこつ
胼（胼）胝／べんち（たこ）
腋臭／えきしゅう
腋窩／えきか
葛藤／かっとう

蛔虫／かいちゅう
装具／そうぐ
裂創／れっそう
裂傷／れっしょう
補液／ほえき
覚醒／かくせい
過多／かた
過呼吸／かこきゅう
過食／かしょく
過敏／かびん
過剰（−反応）／かじょう（−はんのう）
過換気／かかんき
遊走腎／ゆうそうじん
開放創／かいほうそう
開胸／かいきょう
開腹（−手術）／かいふく（−しゅじゅつ）
間欠（歇）（−性跛行）／かんけつ（−せいはこう）
間隙／かんげき
随時尿／ずいじにょう
随意筋／ずいいきん
靱帯（−損傷）／じんたい（−そんしょう）
飲酒癖／いんしゅへき
歯槽膿漏／しそうのうろう
歯周炎／ししゅうえん
歯垢／しこう

13画

催（−奇形性，−眠剤）／さい（−きけいせい，−みんざい）
僧帽弁／そうぼうべん
嗄声／させい
嗜好／しこう
塩基／えんき
塊状／かいじょう
塞栓／そくせん

塗布／とふ
塗抹／とまつ
嫌気性／けんきせい
寛（緩）解／かんかい
寝汗／ねあせ
感作／かんさ
愁訴／しゅうそ
搔（瘙）痒／そうよう
損傷／そんしょう
新陳代謝／しんちんたいしゃ
暗褐色／あんかっしょく
溢（溢）血（脳ー）／いっけつ（のうー）
滑液／かつえき
滅菌（消毒ー）／めっきん（しょうどくー）
溶血（ー作用）／ようけつ（ーさよう）
溶連菌（溶血性連鎖球菌）／ようれんきん
　　（ようけつせいれんさきゅうきん）
煩悩／ぼんのう
照射／しょうしゃ
睫毛／しょうもう
罨法／あんぽう
腱鞘炎／けんしょうえん
腫脹／しゅちょう
腫瘍／しゅよう
腫瘤／しゅりゅう
腎盂／じんう
腺（リンパー, ー腫, ー癌）／せん（ーしゅ, ーがん）
腰椎（ー穿刺）／ようつい（ーせんし）
腰痛／ようつう
蒸留水／じょうりゅうすい
矮小／わいしょう
蒼白（顔面ー）／そうはく（がんめんー）
蓄尿／ちくにょう
蓄積／ちくせき
蜂巣炎／ほうそうえん

蜂窩織炎／ほうかしきえん
褐色／かっしょく
解熱／げねつ
解（乖）離／かいり
触診／しょくしん
譫言／せんげん, うわごと
遠位／えんい
酩酊／めいてい
隔離／かくり
頓（屯）服／とんぷく
鼓膜／こまく
鼠径／そけい

14画

嘔気／おうき
嘔吐／おうと
塵肺／じんぱい
増悪／ぞうあく
増殖／ぞうしょく
徴候／ちょうこう
慢性（ー胃炎）／まんせい（ーいえん）
摘出（臓器ー）／てきしゅつ（ぞうきー）
滲（渗）出性（ー中耳炎）／しんしゅつせい（ーちゅうじえん）
漸減／ぜんげん
漸増／ぜんぞう
漏斗胸／ろうときょう
漏出／ろうしゅつ
漏洩（秘密のー）／ろうせつ, ろうえい（ひみつのー）
皸／あかぎれ
窩（腋ー）／か（えきー）
精査／せいさ
精神衰弱／せいしんすいじゃく
精巣／せいそう
総蛋白／そうたんぱく

網膜剥離／もうまくはくり
緑内障／りょくないしょう
緑膿菌／りょくのうきん
睾丸／こうがん
膀胱（－鏡）／ぼうこう（－きょう）
誤飲／ごいん
誤謬／ごびゅう
誤嚥／ごえん
誘発（排卵－）／ゆうはつ（はいらん－）
静脈瘤／じょうみゃくりゅう
駆血帯／くけつたい
嗚咽／おえつ

膣（腔）／ちつ
蕁麻疹／じんましん
蝸牛／かぎゅう
蝶形骨／ちょうけいこつ
褥婦／じょくふ
褥瘡／じょくそう
遷延／せんえん

15画

劇症（－肝炎）／げきしょう（－かんえん）
播種／はしゅ
横臥位／おうがい
横紋筋／おうもんきん
横隔膜／おうかくまく
標準報酬／ひょうじゅんほうしゅう
標榜（－診料科）／ひょうぼう（－しんりょうか）
漿液／しょうえき
潰瘍（胃－）／かいよう（い－）
潜伏期／せんぷくき
潜在／せんざい
潜血／せんけつ
瘙（搔）痒／そうよう
瘤／りゅう，こぶ
稽留／けいりゅう
緩下剤／かんげざい
緩（寛）解／かんかい
膠原病／こうげんびょう
膝蓋骨／しつがいこつ
膵炎／すいえん
膵液／すいえき

16画

壊死／えし
壊疽／えそ
憩室／けいしつ
懈怠／けたい
整復／せいふく
橈骨／とうこつ
瘻孔／ろうこう
縫合／ほうごう
罹患（－する）／りかん（－する）
膨張／ぼうちょう
膨隆／ぼうりゅう
膨満（腹部－）／ぼうまん（ふくぶ－）
踵／かかと
踵足／しょうそく
輸血（血液製剤の－）／ゆけつ（けつえきせいざいの－）
輸液／ゆえき
頸／けい
頭部外傷／とうぶがいしょう
頭蓋骨／とう（ず）がいこつ
頭髪／とうはつ

17画

擦過傷／さっかしょう
癆／ろう
瞳孔／どうこう
翼状針／よくじょうしん

臀（殿）部／でんぶ
膿盆／のうぼん
膿痂疹／のうかしん
膿漏（歯槽－）／のうろう（しそう－）
膿瘍／のうよう
還流／かんりゅう
襁褓／おむつ
鍼灸／しんきゅう
閾（－値）／いき，しきい（－ち）
顆粒／かりゅう
頻脈／ひんみゃく
鼾／いびき

18画

叢（神経－）／そう（しんけい－）
瀉血／しゃけつ
濾過／ろか
癒す／いやす
癒（－着）（－合）／ゆ（－ちゃく，－ごう）
臍下／さいか
臍帯／さいたい
襟元／えりもと
観血的（－整復術）／かんけつてき（－せいふくじゅつ）
軀幹／くかん
鎖骨／さこつ
鎮咳薬／ちんがいやく
鎮痙（痙）／ちんけい
鎮痛（－剤）／ちんつう（－ざい）
鎮静（－剤）／ちんせい（－ざい）
難治性／なんちせい
難病／なんびょう
顎関節／がくかんせつ

19画

嚥下／えんげ（か）

曝露／ばくろ
臓器移植／ぞうきいしょく
蘇生／そせい
離乳食／りにゅうしょく
髄液／ずいえき
髄膜炎／ずいまくえん

20画

灌流／かんりゅう
蠕動／ぜんどう
譫妄／せんもう
齟齬／そご

21画

露出（－部位）／ろしゅつ（－ぶい）

22画

彎（弯）曲／わんきょく
轢死／れきし
嚢（囊）／のう
嚢胞／のうほう
嚢（囊）瘍／のうよう

23画

攪拌／かくはん
鱗屑／りんせつ

24画

癲癇／てんかん
齲歯／うし
齲蝕／うしょく

29画

鬱血／うっけつ

医療の分野で使用される単位

分類	記号	読み方	意味，使用例，他の記号との関係
長さ	m	メートル	1 m＝100 cm．長さの基本単位
	cm	センチメートル	1 cm＝0.01 m．1 cm＝10 mm
	mm	ミリメートル	1 mm＝0.001 m．1 mm＝0.1 cm．一般的な物差しの最小目盛
	μm	マイクロメートル	1 μm＝0.001 mm．顕微鏡下で使われる長さの単位
	nm	ナノメートル	1 nm＝0.001 μm．電子顕微鏡下で使われる長さの単位
	Å	オングストローム	1 Å＝0.1 nm
面積	m^2	平方(へいほう)メートル	1辺が1 mの正方形の面積
	cm^2	平方(へいほう)センチメートル	1辺が1 cmの正方形の面積
重量	kg	キログラム	1 kg＝1,000 g．1気圧，最大密度の温度（4℃）の水1,000 cm^{3}の重量（質量）を1キログラムと定義している．1 kgが質量の基本単位である．
	g	グラム	1 g＝1,000 mg．1 g＝0.001 kg
	mg	ミリグラム	1 mg＝1,000 μg．m（ミリ）は1,000分の1（10^{-3}）を表す．1 mg＝0.001 g
	μg	マイクログラム	1 μg＝0.001 mg．μ（マイクロ）は1,000,000分の1（10^{-6}）を表す．
	ng	ナノグラム	1 ng＝0.001 pg．n（ナノ）は10^{-9}を表す．
	pg	ピコグラム	1 pg＝0.001 μg．平均赤血球血色素の表示．
濃度	μg/ml	マイクログラム・パー・ミリリットル	フィブリン分解産物などの濃度の表示
	ng/ml	ナノグラム・パー・ミリリットル	腫瘍マーカー　アルファ-フェトプロテインの濃度の表示
	pg/ml	ピコグラム・パー・ミリリットル	副腎皮質刺激ホルモンの濃度の表示
	mIU/ml	ミリ・国際単位・パー・ミリリットル	ホルモンなどの濃度の表示
	mg/dl	ミリグラム・パー・デシリットル	血糖・コレステロールなどの血中濃度の表示
	g/dl	グラム・パー・デシリットル	血色素，血清タンパクなどの濃度の表示
	mEq/dl	ミリエクィーバレント・パー・デシリットル	Na，K，Ca，Mgなどの電解質の濃度　mmol/L（ミリモル・パー・リットル）の表示もある．
	μg/dl	マイクログラム・パー・デシリットル	血中の鉄分濃度の表示
	IU/L	アイ・ユー・パー・リットル	AST（GOT），ALT（GPT），アミラーゼ，γ-GTPなどの酵素の濃度の表示
	mEq/L	ミリ当量（エクィーバレント）・パー・リットル	血清中のCl（クロール），K（カリウム）などの濃度の表示
	％	パーセント	ヘマトクリット値の表示（血液中の血球の占める百分率量）
	N	規定度	溶液の濃度を表す単位（1 L中に溶質1 g当量を含む濃度を1 Nという）

医療の分野で使用される単位

分類	記号	読み方	意味，使用例，他の記号との関係
濃度	ppm	ピーピーエム	濃度や割合を示す単位．part per millionの略．100万分の1を示す．残留農薬や金属汚染等の量を示す．
体積（容量）	L	リットル	1 L＝1,000 ml．1 Lは1,000 cm^3 と同じである．1,000 cm^3 の体積はほぼ1 kgの水の体積と同じ．リッターともいう．
	dl	デシリットル	1 dl＝100 ml．1 dl＝0.1 L．1 dl＝100 cm^3
	ml	ミリリットル	m（ミリ）は，1,000分の1を表す．1 ml＝0.001 L．1 ml＝0.01 dl．1 ml＝1 cm^3
	mm^3	立方ミリメートル	/mm^3，立方ミリメートルあたりの血球数の表示
	μm^3	立方マイクロメートル	赤血球の容積
その他	s	セコンド	秒，時間の基本単位，心電図の計測（PQ時間，QRS時間，QT時間）
	A	アンペア	電流の基本単位
	mol	モル	物質量の基本単位
	cd	カンデラ	光度の基本単位
	mmHg	ミリメートルエイチジー	血圧，眼圧の表示
	cmH_2O	センチメートルエイチツーオー	静脈圧の表示
	Osm	オスモル	浸透圧の単位
	cal	カロリー	熱量の単位
	Cal・kcal	キロカロリー	大カロリー．1 kcal＝1,000 cal
	dB	デシベル	音の強さを表す単位
	Hz	ヘルツ	光や音の波の振動数を表す単位
	lx	ルックス	照度の単位
	rad	ラド	放射線の吸収線量を示す単位
	Sv	シーベルト	放射線の線量当量の単位．1シーベルトは吸収線量1グレイと同じ放射線量．1 Sv＝100レム
	rem	レム	放射線量当量を示す単位，現在はシーベルトを標準単位とする．1レムは0.01シーベルトである．
	ml/min	ミリリットル・パー・ミニッツ	クレアチニン-クリアランスを示す単位
	L/day	リットル・パー・デイ	1日の尿量の表示
数値の単位の接頭語	k	キロ	千倍．1の1,000倍．1,000（10^3）を表す記号
	M	メガ	百万倍．1 kの1,000倍．1,000,000（10^6）を表す記号
	G	ギガ	十億倍．1 Mの1,000倍．1,000,000,000（10^{12}）を表す記号
	T	テラ	一兆倍．1 Gの1,000倍．1,000,000,000,000（10^{15}）を表す記号
	P	ペタ	千兆倍．1 Tの1,000倍．1,000,000,000,000,000（10^{15}）を表す記号
	m	ミリ	1,000分の1．0.001（10^{-3}）を表す記号
	μ	マイクロ	100万分の1．0.000,001（10^{-6}）を表す記号．-g, -m
	n	ナノ	10億分の1．0.000,000,001（10^{-9}）を表示，単位の記号：n
	p	ピコ	1兆分の1．0.000,000,000,001（10^{-12}）を表示，単位の記号：p

特定疾患治療研究対象疾患一覧

1	ベーチェット病	24	モヤモヤ病（ウィリス動脈輪閉塞症）
2	多発性硬化症	25	ウェゲナー肉芽腫症
3	重症筋無力症	26	特発性拡張型（うっ血型）心筋症
4	全身性エリテマトーデス	27	多系統萎縮症（線条体黒質変性症，オリーブ橋小脳萎縮症およびシャイ・ドレーガー症候群）
5	スモン		
6	再生不良性貧血		
7	サルコイドーシス	28	表皮水疱症（接合部型および栄養障害型）
8	筋萎縮性側索硬化症	29	膿疱性乾癬
9	強皮症，皮膚筋炎および多発性筋炎	30	広範脊柱管狭窄症
10	特発性血小板減少性紫斑病	31	原発性胆汁性肝硬変
11	結節性動脈周囲炎	32	重症急性膵炎
12	潰瘍性大腸炎	33	特発性大腿骨頭壊死症
13	大動脈炎症候群	34	混合性結合組織病
14	ビュルガー病	35	原発性免疫不全症候群
15	天疱瘡	36	特発性間質性肺炎
16	脊髄小脳変性症	37	網膜色素変性症
17	クローン病	38	プリオン病
18	難治性の肺炎のうち劇症肺炎	39	原発性肺高血圧症
19	悪性関節リウマチ	40	神経線維腫症
20	パーキンソン病関連疾患（進行性核上性麻痺，大脳皮質基底核変性症およびパーキンソン病）	41	亜急性硬化性全脳炎
		42	バッド・キアリ（Budd-Chiari）症候群
		43	特発性慢性肺血栓塞栓症（肺高血圧型）
21	アミロイドーシス	44	ライソゾーム病
22	後縦靱帯骨化症	45	副腎白質ジストロフィー
23	ハンチントン病		

特定疾病一覧

1	初老期の認知症（Alzheimer病，脳血管型認知症など）	9	慢性閉塞性肺疾患（肺気腫，慢性気管支炎，気管支喘息など）
2	脳血管疾患（脳出血，脳梗塞など）	10	両側の膝関節または股関節に著しい変形を伴う変形性関節症
3	筋萎縮性側索硬化症		
4	Parkinson病	11	関節リウマチ
5	脊髄小脳変性症	12	後縦靱帯骨化症
6	Shy-Drager症候群	13	脊柱管狭窄症
7	糖尿病性腎症，糖尿病性網膜症，糖尿病性神経障害	14	骨粗鬆症による骨折
		15	早老症（Werner症候群）
8	閉塞性動脈硬化症		

参考文献

- 東洋療法学校協会編/河野邦雄・伊藤隆造・堺　章：「解剖学」医歯薬出版，1994．
- 東洋療法学校協会編/佐藤優子・佐藤昭夫・山口雄三：「生理学」医歯薬出版，1994．
- 奈良信雄：「エッセンシャル人体の構造・機能と疾病の成り立ち」医歯薬出版，2003．
- 多賀須幸男・尾形悦郎・山口徹・北原光夫総編集：「今日の治療指針」医学書院，2001．
- 医用放射線辞典編集委員会編/南条光章：「医用放射線辞典」第3版，共立出版，2000．
- 日本アイソトープ協会編：「アイソトープ手帳」10版，丸善，2002．
- 小野山靖人・山田勝彦編/柴田勝祐：「診療放射線技師 国家試験対策全科」，金芳堂，2002．
- Genevieve Love Smith・Phyllis E. Davis/裏田武夫訳：「プログラム学習による医学用語の学びかた」第2版，医学書院，1985．
- 日本医療福祉実務教育協会監修：「医療秘書実務士選書 医療事務総論」建帛社，2003．
- 介護福祉用語研究会編：「必携 介護福祉用語の解説」建帛社，1997．
- 日本病院管理学会用語委員会編：「医療・病院管理 用語辞典」ミクス，1997．
- 橋本信也監修：「最新 医学略語辞典」中央法規出版，2005．
- 成田昌道：「保険医療用語辞典2004」社会保険研究所，2004．
- 小笠原正・高木武・緒方章宏責任編/中澤厚志・他：「改訂 医療関連法規」建帛社，2001．
- 下田寛巳・中澤厚志：「医療と法」ヘルスシステム研究所，2003．
- 衛生法規研究会監修：「実務 衛生行政六法 平成17年度版」新日本法規出版，2004．
- 櫻林郁之介・熊坂一成編：「検査項辞苑」第2版，大塚製薬 大塚アッセ研究所，1999．
- 藤田拓男編著：「エッセンシャル医学英和辞典」，永井書店，2002．
- 日本医師会編：「最新医療秘書講座，薬の知識 医療用語」，メヂカルフレンド社，1995．
- 日野原重明・永井敏枝・中西睦子・大石実編：「看護・医学辞典」第5版，医学書院，1992．
- 中西睦子・大石実編：「看護・医学辞典」第6版，医学書院，2002
- 「南山堂 医学大辞典」第18版限定版，南山堂，2001．

参考図書

- 山田英智監訳：「図解 解剖学事典」第2版，医学書院，1986．
- エキスパートナース編集部：「医学・看護用語のカタカナ語・略語便利辞典」照林社，2004．
- 金井正光編著：「臨床検査法提要」金原出版，2005．
- 森口理恵：「医薬の英語 業界用語の意味と使い方」，NOVABOOKS，2001．
- 内薗耕二・小坂樹徳監修：「看護学大辞典」第5版，メヂカルフレンド社，2002．

編集委員・執筆者

美馬　　信（みま　しん）	元大阪女子短期大学教授，医学博士
林　　正之（はやし　まさゆき）	川村学園女子大学教授，東京工業大学工学博士 全国柔整鍼灸協会　柔整鍼灸臨床研究会講師
萩原　勇人（はぎわら　はやと）	東筑紫短期大学
中澤　厚志（なかざわ　あつし）	川村学園女子大学非常勤講師，税理士

執筆者（五十音順）

倉戸　啓子（くらと　けいこ）	四條畷学園短期大学
桜井　　勉（さくらい　つとむ）	慶應義塾大学病院中央病歴室
大棒　秀一（だいぼう　しゅういち）	元独立行政法人国立病院機構災害医療センター中央放射線部
西岡　百合子（にしおか　ゆりこ）	特別・特定医療法人愛仁会リハビリテーション病院事務部長
若林　　太（わかばやし　ふとし）	中津胃腸病院臨床検査部長（九州栄養福祉大学・東筑紫短期大学非常勤講師）

医学・医療用語ハンドブック

2005年（平成17年）11月10日　初版発行
2013年（平成25年）11月15日　第4刷発行

編　者		日本医療福祉実務教育協会
発行者		筑　紫　恒　男
発行所	株式会社	建帛社 KENPAKUSHA

〒112-0011 東京都文京区千石4丁目2番15号
電　話　(03) 3 9 4 4 － 2 6 1 1
FAX　(03) 3 9 4 6 － 4 3 7 7
http://www.kenpakusha.co.jp/

ISBN978-4-7679-3665-9　C3047　　　　　あづま堂印刷／ブロケード
©日本医療福祉実務教育協会，2005　　　　　　Printed in Japan.
（定価はカバーに表示してあります）

本書の複製権・翻訳権・上映権・公衆送信権等は株式会社建帛社が保有します。
JCOPY　〈(社)出版者著作権管理機構　委託出版物〉
本書の無断複写は著作権法上での例外を除き禁じられています。複写される
場合は，そのつど事前に，(社)出版者著作権管理機構 (TEL 03-3513-6969,
FAX 03-3513-6979, e-mail：info@jcopy.or.jp) の許諾を得て下さい。